Petit Dictionnaire Absurde & Impertinent de la Médecine et de la Santé

Amours et Remerciements
À Émilie, Thomas, Amandine, mes grands enfants qui me supportent, avec courage, depuis de longues années,
À Romain, Phédra, Arnaud, pareillement, mais par alliance et obligés par les trois premiers,
À Louis, qui ne lit pas, mais rit déjà, à Camille,
À mon fan club de Sagone, de Pouilly, du COB, toujours bon public,
À Laurence, Pierre, Séverine, pour leur aide déjantée.

Dessins mis en couleurs par Élodie Ricord

www.feret.com
ISBN : 978-2-35156-172-0

MARC LAGRANGE

Petit Dictionnaire Absurde & Impertinent de la Médecine et de la Santé

Illustré par Ricor

FÉRET

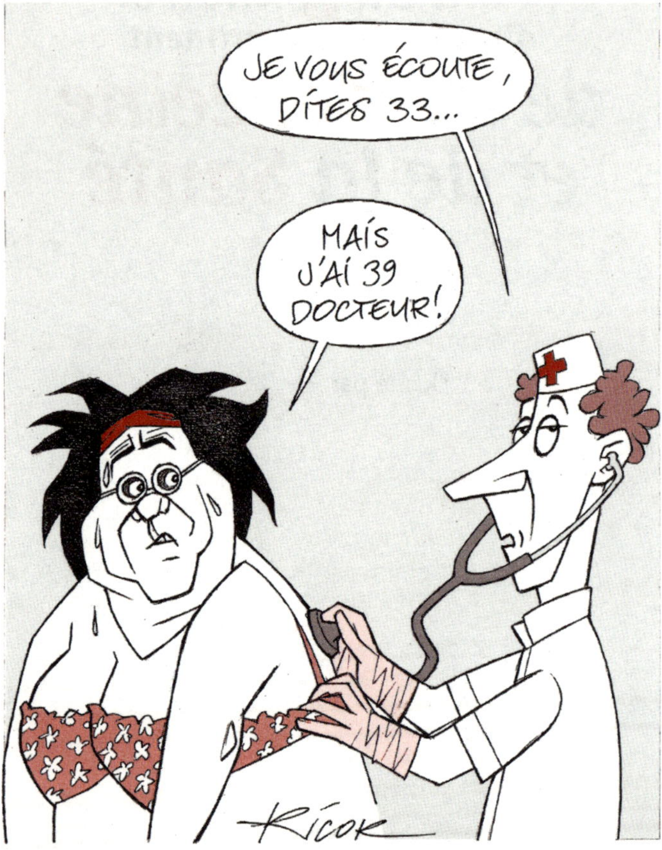
JE VOUS ÉCOUTE, DÍTES 33...
MAÍS J'AÍ 39 DOCTEUR!
RICOR

33

Nombre devenu rituel, voire moqueur, en milieu médical.
Le « dites 33 » du médecin à son patient, au temps de l'auscultation, directe ou indirecte, faisait résonner le malade devant la faculté, au moins dans sa cage thoracique, à défaut de le faire raisonner avec son cerveau. L'écho, les vibrations orientaient alors le praticien vers telle ou telle pathologie. Les Anglais, curieusement, font, dit-on, la même chose, depuis Jeanne d'Arc, dans leur propre langue.
Ce nombre n'est ni une pub déguisée pour faire mousser une bière nationale, ni pour rappeler, par un heureux hasard, le nombre de boutons sur la soutane des prêtres vêtus à l'ancienne, dont le patient pourrait avoir rapidement besoin en cas de vilain cancer du poumon ou de métastases.

A

ACADÉMIE DE MÉDECINE

gr. n. ....

Aréopage de plus de quarante sages, en fin de carrière, toutes disciplines confondues, tous professeurs plus ou moins méritants, ou émérites pour les plus âgés. Donne souvent son avis au ministre, qui s'en tape éperdument, mais qui aura alors bonne conscience de s'être réfugié, un moment, derrière cette noble institution de vieillards cacochymes et égrotants.

ACNÉ

n. f. ....

Dermatose infectieuse et ingrate apparaissant à la puberté, qui transforme n'importe quel Adonis ou nymphette en tableau de bord d'Airbus A380.

ACUPUNCTURE

n. f. ....

Version chinoise du jeu de fléchettes. Ne pas croire ceux qui attribuent l'invention de cette technique à saint Sébastien, qui finit en martyr percé de flèches.

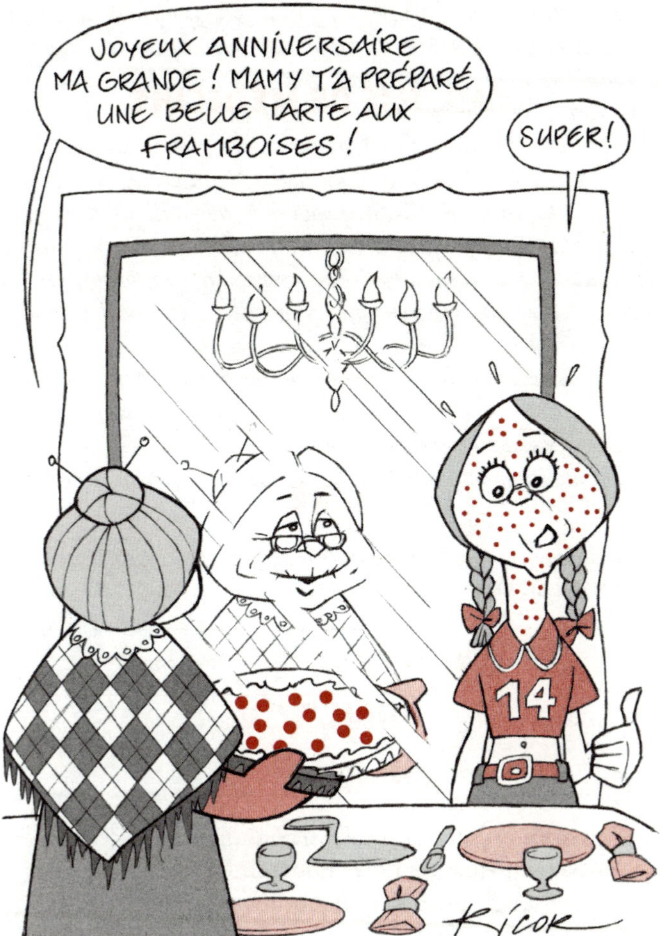
JOYEUX ANNIVERSAIRE MA GRANDE ! MAMY T'A PRÉPARÉ UNE BELLE TARTE AUX FRAMBOISES !
SUPER !
14
RICOK

Encycl.

L'acupuncture consiste à manipuler avec habileté des aiguilles stériles introduites dans le derme le long de méridiens anatomiques rituels, parsemés de points théoriquement salvateurs correspondant à un organe cible. La technique est fortement teintée de philosophie orientale, qui joue avec le yin et le yang pour équilibrer l'énergie vitale du patient.

On a décrit des accidents : pneumothorax – si le thérapeute aux yeux bridés confond aiguille et banderille, le malade étouffe – hépatite ou SIDA, façon peu agréable de contracter cette maladie. Appliquée aux femmes enceintes, l'acupuncture demande une certaine dextérité. Crever l'œil de bébé reste un incident rarement apprécié par les familles. Les douillets, quant à eux, rêvent d'une acupuncture sans aiguilles.

À noter que les Chinois qui ne parviennent pas à réussir en acupuncture se reconvertissent fréquemment dans l'industrie textile, où leur dextérité à manier les aiguilles est toujours très appréciée, d'où la situation dominante de la Chine dans ce secteur industriel.

Cit.

Petite annonce : porc-épic solde aiguilles à acupuncteur suite mutation pata negra.

ADDICTION

n. f. ....

Attitude pathologique qui conduit à des excès de fréquentation : dive bouteille, jeux d'argent, substances illicites, putes, toilettes publiques, péage de l'autoroute du Soleil, coffre d'une banque suisse… En

tout état de cause, maladie difficile à traiter.
Parfois, certaines malades sont addictes à leur médecin (érotomanie), d'autres à des jeux intimes (nymphomanie), passions partagées ni par l'entourage de la malade, ni par le professionnel, surtout victime à l'insu de son plein gré.

ALOPÉCIE

n. f. ....

Perte totale ou partielle des cheveux, acquise ou héréditaire.
Les congrès en capilliculture voient participer beaucoup de médecins spécialistes au crâne dégarni, signe ironique et facétieux, mais de mauvais augure.
Est chauve qui peut, mais heureusement, et sauf en cas de chimiothérapie, c'est une situation réservée à l'homme. Les femmes, en revanche, ont des poils là où les singes n'en ont plus.
Certains mâles orgueilleux osent mettre cette alopécie sur le compte d'une hyperandrogénie délétère, d'une virilité galopante et compulsive, voire décoiffante, ce qui ne repose sur aucune vérité scientifique. Ça leur permet juste de se prendre, les imbéciles, pour Rocco Siffredi, célèbre star du X, en affirmant qu'être chauve n'empêche pas d'avoir une queue de cheval.

Cit.
Chauve échangerait peigne contre éponge.

ALZHEIMER (Aloïs)

n. p. ....

Alors ça… J'ai beau chercher, impossible de me rappeler ce qu'a fait ce type.

AMPHITHÉÂTRE

n. m. ....

Salle de cours en dégradé – et parfois elle-même dégradée – fréquentée initialement par des étudiants, futurs médecins, qui y finissent souvent leur sieste. Plus tard, l'amphithéâtre accueille d'anciens malades plongés, involontairement, dans leur dernier sommeil. Devenus cadavres, ils restent néanmoins utiles aux mains inquisitrices d'anciens étudiants, appelés alors médecins légistes, quand la science veut bien de leur corps ou que la justice exige des précisions sur la manière indélicate dont ils ont quitté la vie.

AMPUTATION

n. f. ....

Méthode radicale de guérison.
Section totale d'une extrémité du corps ayant

un contact avec l'extérieur, contrairement à la résection, qui concerne un organe interne. Les causes en sont diverses, maladives ou traumatiques. Persil ou Larrey, chirurgiens napoléoniens, amputaient un bras en dix-huit secondes. Soit trente-six secondes pour transformer un solide gaillard d'Austerlitz en Vénus de Milo, directement sur le champ de bataille, pour éviter tétanos et septicémie. L'amputation reste, pour l'être humain, une tragédie. Seul avantage de notre époque, l'amputé des deux jambes encourt, tel Oscar Pistorius, quelque chance de pouvoir revendre ses chaussures sur Le Bon Coin ou sur eBay. L'amputé du nez devra, pour sa part, renoncer aux lunettes pour des lentilles de contact. Quant à Louis XVI, ses maux de tête ont brutalement cessé après le 21 janvier 1793.

ANDROPAUSE

n. m. ....

Débandade générale.

Encycl.

L'andropause désigne la baisse de l'activité hormonale chez l'homme autour de 55-60 ans. Il devient alors moins performant dans divers domaines, sport, intellect, sexualité. Sauf Alain Juppé, qui a bien l'intention de devenir président de la République à 72 ans révolus. L'homme touché par l'andropause doit se contenter d'avoir acquis sagesse et cheveux blancs. Sauf Alain Juppé, chauve depuis la maternité ou presque.

Si dans « sexagénaire », il y a « sexe », vain mot pour beaucoup, l'intéressé reste fertile, même s'il ne peut aller toujours au bout de ses travaux pratiques. Il est dérangé, en prime, par des levers nocturnes inhabituels, fréquents et récurrents, dus à dame Vessie, obstruée par une prostate devenue encombrante, voire délétère, qui ne demande qu'à dégager.

ANESTHÉSISTE

n. m. ....

Médecin tellement ennuyeux qu'il finit par vous endormir.

Encycl.

L'anesthésiste entretient des rapports souvent complexes avec le chirurgien, partenaire obligé. Ce dernier, seul maître à bord des opérations, prend parfois en grippe l'anesthésiste, réputé parfait glandeur. Une fois son travail soporifique terminé, il erre les bras croisés, rasé de près et généreusement aspergé d'after shave. Au bloc, le seul qui sent bon sous les bras, c'est l'anesthésiste.

Alors que le chirurgien vasculaire a des taches de sang sur la casaque ou l'urologue des traces d'urine sur ses sabots de bloc, l'anesthésiste, lui, a des taches de café sur sa blouse. Normal. Tout en attendant ses honoraires en salle de détente, pendant qu'il délègue à sa collaboratrice appelée I.A.D.E. (infirmière anesthésiste diplômée d'État), la surveillance du réveil de son malade, il aime rendre longuement hommage à George Clooney, autre célébrité d'opérette du bloc opératoire.

L'anesthésiste pense parfois à la place du chirurgien, tenu à distance par un champ stérile qui porte le nom ironique et métaphorique de barrière hémato-méningée, comme la membrane anatomique qui isole le cerveau. L'anesthésiste représentant ici l'organe noble, le chirurgien représentera le reste, variante hospitalière de la tête et des jambes.

L'anesthésiste regrettera néanmoins toute sa vie de ne pas être chirurgien, en constatant amèrement que le malade vient avant tout pour se faire opérer et accessoirement endormir.

Cit.

L'anesthésiste se venge de devoir jouer, la plupart du temps, les figurants pendant les opérations en gagnant deux fois plus que le chirurgien.

ANUS

n. m. ....

Extrémité du tube digestif, tabou tous azimuts dans nos sociétés bien pensantes. Il est aussi appelé « boyau culier » par le grand Rabelais, qui recommandait un oiseau duveteux comme aniterge idéal, terme médiéval du papier cul moderne. Certains médecins, appelés proctologues, en ont fait leur spécialité, une sorte de pré carré, en l'occurrence circulaire, qu'ils défendent jalousement. Si le proctologue s'intéresse au contenant (la paroi : muqueuse et muscles), le coprologue se passionne, lui, pour le contenu à travers la biologie des selles. Ces deux spécialités sont complémentaires, mais chacun son trouduc… Pardon, son truc…

Syn.

Œil de Caïn, petit œil, œil de bronze.

Cit.

Anus soit qui mal y pense.

APPENDICE

n. m. ....

Organe minuscule aux effets parfois majuscules, accolé au bord gauche du cæcum, la première partie du côlon. Peut s'infecter, se perforer et engendrer une péritonite plus ou moins grave, voire mortelle, destin cruel de la première Miss France, Agnès Souret, en 1928, comme quoi la beauté ne garantit pas des lendemains glamours. Toute douleur abdominale était autrefois étiquetée appendicite, notamment chez l'enfant. D'où le titre envié pour la France de recordwoman des appendicectomies inutiles. Notre beau pays revient ce jour à une place raisonnable.
Le pire, dans tout cela, est que l'appendice demeure un organe qui ne sert strictement à rien. Un peu comme le cerveau chez un djihadiste. Seul appendice véritablement utile du corps humain, l'orteil sert à détecter les coins de portes et les pieds de lit.

ASTHME

n. m. ....

Maladie respiratoire invalidante.
La crise d'asthme peut entraîner la mort – mille décès par an en France, tout de même – en dehors d'une prise en charge aiguë, avec injection de

corticoïdes, réglant alors les soucis d'expiration, de suffocation. C'est ainsi que plusieurs asthmatiques ont néanmoins réussi à gagner le Tour de France cycliste, grâce à d'excellents médicaments à effets secondaires intéressants.
Les allergies diverses et la pollution sont les principales causes de l'asthme. Par bonheur, l'allergie aux cons, nullement mortelle, demeure juste agaçante, sinon la population mondiale serait en voie d'extinction.

AUSCULTER

v. tr. ....

Inquisition auditive permettant au médecin de savoir ce que le patient a dans le ventre, au sens large qui embrasse le thorax et les vaisseaux.
Cet examen, appelé auscultation, nécessite l'emploi d'un stéthoscope, appareil qui ressemble aux oreillettes d'un baladeur ou d'un smartphone. Lesquelles servent essentiellement à écouter Mozart ou Led Zeppelin. Si le médecin, en auscultant le thorax de son patient, entend « La Marche Turque » ou « Whole lotta love », soit il s'est trompé d'appareil, par pure distraction, soit c'est très grave.
On doit l'invention du stéthoscope au docteur René-Théophile-Marie-Hyacinthe Laennec, (1781-1826). Comme quoi les Bretons sont capables de se passionner pour autre chose que le kouign-amann, le chouchen et les druides.

AVEUGLE

adj. ou n. m. ou f. ....

État de celui ou celle qui est privé de la vue, d'origine ou congénitale, ou acquise pour diverses raisons (traumatisme, diabète, etc.). Sauvé de la nuit totale grâcc à la géniale invention de Louis Braille (1809-1852), qui a mis au point un procédé de lecture par signes en relief.
L'aveugle reste une source inépuisable de blagues douteuses chez les carabins. Exemples. Quand les parents de Gilbert Montagné voulaient le punir, ils déplaçaient les meubles dans sa chambre.
Ou encore donner un morceau de toile émeri à un aveugle pour qu'il la déchiffre en braille et s'entendre répondre : « Putain, que c'est écrit petit ! ».

B

BASSIN

n. m. ....

Fusion osseuse de l'ilion, du coccyx et de l'ischion, trois os aussi inséparables que Sarkozy, Hortefeux et Guaino dans la transmutation de l'U.M.P. en Républicains.

Encycl.

Le bassin, féminin en l'occurrence, se présente comme une zone de fortes turbulences pour l'obstétricien, qui doit présenter en quelques secondes le bébé, autant que possible en bon état, à ses géniteurs. L'opération, délicate, nécessite parfois l'emploi de ventouses ou de forceps, plus rarement d'un démonte-pneu, sauf si le praticien est un ancien garagiste devenu obstétricien après une brillante reconversion professionnelle, mais qui aurait gardé quelques vieux réflexes de son premier métier. Quant à la césarienne, elle est surtout employée par les admirateurs, un peu honteux, il est vrai, de Jack L'Éventreur.

Le bassin est aussi un lieu d'explorations variées pour beaucoup d'hommes en âge de procréer, qui le commentent comme ils le feraient pour la visite du gouffre de Padirac. Notons que certaines de nos contemporaines ont le bassin plus accueillant que d'autres. Celui de Lucy, vieux de 2,5 millions d'années, a fait l'objet de nombreuses études par son découvreur, l'éminent professeur Yves Coppens, paléoanthropologue.

BIOLOGISTE

n. m. ....

Gros dégueulasse, mais c'est parce qu'il est obligé.

Encycl.
Spécialiste des prélèvements liquides (sang, urine, sperme, crachat, pus) ou solides (frottis, croûtes) absolument abjects récupérés chez ses contemporains, puis de leur fine analyse.
Parfois pharmacien (potard qui a bien tourné) ou médecin misanthrope, le biologiste craint le contact. Il préfère le dialogue avec la bactérie et le spermatozoïde. Il aime aussi discourir avec le porteur malade et le donneur sain, souvent stérile, ou l'inverse.
Enfant, il regardait déjà avec affection passer son train électrique. Adulte, il surveille les tubes à essai avancer sur la chaîne automatisée, moins ludique, mais plus rémunératrice. Le soir, il valide, par une griffe, voire des pattes de chat, le résultat d'examens savants en confiance absolue avec ses appareils sophistiqués et ses techniciennes gratifiées d'un regard plein de tendresse. Il remplace parfois les cliniciens pour de basses œuvres : frottis vaginaux, gratouillis d'ongle porteur de champignons ou coproculture, dont il se délecte d'un air gourmand.
Le biologiste apporte heureusement – personne n'est parfait – aux médecins traitants la clef de problèmes non résolus par la clinique. Se permet même, de temps à autre, un avis thérapeutique, genre « yaka, fokon, zonka ».

BISTOURI

n. m. ....

Opinel du chirurgien.

Encycl.

Instrument très incisif, à ne pas mettre entre toutes les mains, le bistouri est parfois la seule solution et le dernier recours pour une guérison définitive. Dans son utilisation, il s'avère parfois nécessaire de ralentir l'ardeur du jeune professionnel universitaire, appelé interne, assouvissant alors une vieille envie.
En fait, le bistouri ne sert qu'en début d'intervention, afin de mieux voir l'étendue des dégâts : traumatisme, cancer, hémorragie, péritonite. De plus en plus remplacé en cours d'opération par les ciseaux, ultrasons ou autres appareils modernes, en contact direct avec la fée Électricité.
Un chirurgien demeurant un futur opéré, souvent douillet sous ses airs virils, il préfère évoluer côté manche que côté lame. Un bistouri ne s'affûte pas, on change la lame. Une lame usagée peut éventuellement servir à couper du saucisson lors d'un casse-croûte post-opératoire, quand tout s'est bien passé et qu'on peut enfin se détendre en rechargeant les accus.

BLOC OPÉRATOIRE

gr. n. m. ....

Salle de jeux du chirurgien.
Il est constitué de salles d'opérations et autres dépendances, dont la salle de repos, où se rencontrent chirurgiens, médecins, anesthésistes, infirmières spécialisées, afin de refaire le monde, la Sécu et la direction de l'établissement.
Quelquefois, la secrétaire clame, pour des patients impatients, avec autorité et admiration contenue, que « le chirurgien est encore au bloc ». Situation souvent vraie, mais parfois, c'est juste que Mylène,

la petite infirmière rousse du service cardio, n'en a pas encore tout à fait terminé avec lui.

BLOUSE

n. f. ....

Objet de tous les fantasmes, souvent injustifiés, autour du corps médical, celui des juvéniles infirmières en l'occurrence.

Cit.
Une infirmière, c'est comme un fermier écossais. On ne sait pas davantage ce qu'elle porte sous sa blouse que lui sous son kilt.

BRONCHITE

n. f. ....

Pathologie réservée hier aux fumeurs, désormais bien partagée dans nos pays industrialisés grâce aux pollutions urbaines, diurnes et nocturnes, qui hantent les cauchemars de Ségolène, Eva, Cécile ou Nicolas (Hulot, pas Sarko).

C

CABROL (Christian)

n. p. ....

Garagiste de l'aorte et du ventricule.
Pionnier de la chirurgie cardiaque, aujourd'hui vénérable nonagénaire, Christian Cabrol a osé la première greffe de cœur en Europe, après le professeur Barnard en Afrique du Sud. Homme au charisme incroyable, au sourire éternel et au grand cœur. Toutes les femmes voudraient lui donner le leur.
Le professeur a fini par épouser une actrice de la Comédie-Française, comme quoi les chirurgiens donnent tous un peu dans le spectacle.

CANCER

n. m. ....

Signe astrologique pervers, qui finira tous par nous avoir. En tous cas, nombre d'entre nous.

Encycl.
Le cancer est une tumeur évoluant doucement, inexorablement et qui finit, à la regarder progresser, par tuer le malade et parfois le médecin,

CHRISTIAN CABROL

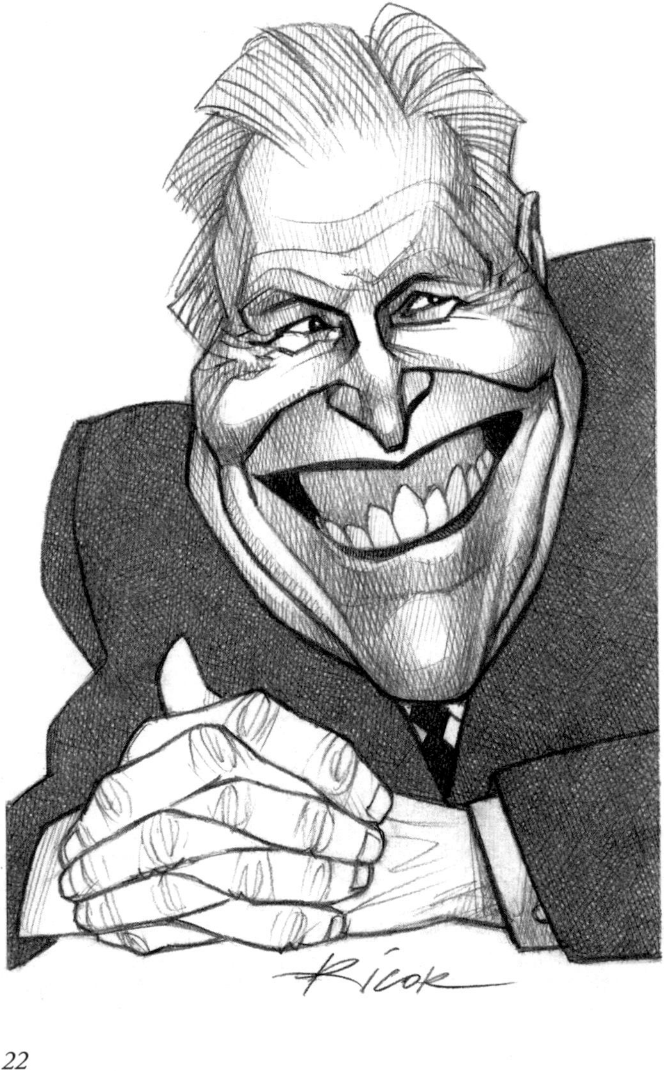

de désespoir. Le traitement peut être chirurgical, chimiothérapique ou radiothérapique, voire une savante combinaison de ces trois approches salvatrices. Certains naturopathes préféreront quelques tisanes supposées curatives, ce qui leur permettra de bouffer les pissenlits par la racine – ça tombe bien, c'est ce qu'ils préfèrent – plus rapidement que leur génome ne l'avait prévu.
Le cancer reste une maladie honteuse, cachée par beaucoup, que les médias appellent communément « longue et cruelle maladie ». Ce qui est une connerie notoire, car certains cancers plus vicelards que les autres vous ratiboisent un deuxième ligne de rugby en quelques semaines seulement.
Pas tous égaux dans la vie, au moins l'est-on devant le cancer, qui n'épargne aucune catégorie de l'humanité : riches et pauvres, gros et maigres, hommes et femmes, cons et prix Nobel. S'il y a une justice sur terre, c'est bien celle du cancer.
Par une nourriture et une hygiène de vie appropriées, on pourra tenter de prévenir le cancer. Mais autant vous le dire, ça ne marche pas à tous les coups. De toute façon, le cancer n'a pas besoin d'être prévenu, il arrive quand ça lui chante.

Cit.
« On dit que Machin est mort d'une longue et cruelle maladie. Personnellement, je préférerais mourir d'une courte maladie rigolote ». (Pierre Desproges, qui avouait manger souvent du crabe pour conjurer le sort)

CARABIN

n. m. ....

Terme générique désignant l'étudiant en médecine, qu'il soit externe ou interne. Parfois étendu aux praticiens chenus, par ironie et jeunisme. On parle

souvent d'esprit ou d'humour carabin, qui associe la facétie pérenne – comprendre les chansons paillardes et les histoires de cul – le sérieux professionnel, la désinvolture.
Si, en temps de guerre, la carabine tire sur tout ce qui bouge, en temps de paix, la carabine, ou carabin au féminin, bouge sous tous ceux qui la tirent.[1]

CARDIOLOGUE

n. m. ....

Spécialiste respectable, souvent grand bourgeois, qui soigne les maladies du cœur et des vaisseaux, artères et veines.

Encycl.
Aristocrate de la médecine, le cardiologue est souvent dépourvu d'humour. On ne badine déjà pas avec l'amour, alors pas question de jouer avec le cœur. Spécialiste, il est craint de ses confrères, qui sont volontiers priés de retourner faire mumuse dans leur bac à sable. D'ailleurs, le médecin de quartier qui modifierait les prescriptions de son cher et grand confrère jouerait dangereusement avec le feu et pourrait faire connaissance avec son avocat habituel.
Il s'est mis à concurrencer le chirurgien cardiaque aux mains d'or, grâce à la dextérité inattendue de ses petits doigts boudinés. De plus en plus souvent, le cardiologue installe en effet des petits ressorts, appelés stents, plus ou moins imprégnés de molécules savantes et combinées,

1 - C'est juste parce que c'est en rapport avec le sujet de l'article, sinon... (note de l'éditeur)

dans les artères coronaires qui irriguent le cœur, après un infarctus du myocarde. En cas d'échec, il est obligé, malgré tout, de renvoyer son patient entre les mains d'un chirurgien cardiaque. Son orgueil en prend un coup, mais c'est peut-être mieux pour son patient.
Être un spécialiste du cœur ne met pas pour autant le cardiologue à l'abri de problèmes personnels ou conjugaux. Il est toujours plus doué pour les pannes que pour les peines de cœur.

CARPE

n. m. ....

Espace anatomique compris entre l'avant-bras et les métacarpiens. A son équivalent dans le pied, le tarse. Le carpe est formé par sept os aux noms pleins de poésie : grand os, os crochu, trapèze, trapézoïde, scaphoïde, pisiforme, pyramidal.
Avec l'extrémité inférieure du radius et du cubitus, le carpe forme le poignet, nom de famille d'une célèbre veuve, reine des pratiques solitaires des deux sexes.

Cit.
Charles VII, paralysé du carpe, n'a pas bougé le petit doigt quand Jeanne d'Arc, sur le bûcher, dégageait des odeurs de sainteté.

CELLULITE

n. f. ....

Vraiment pas de peau.

Déformation disgracieuse des téguments qui donne à l'épiderme une texture grossière dite en peau d'orange. Mal vécue, la cellulite enveloppe souvent les femmes, mais emballe rarement les hommes.
Le corps médical et les institutions esthétiques proposent de nombreux traitements – ultrasons, pommades, liposuccions, tisanes conjuratoires, cures placebo, textiles divers – qui font souvent perdre plus d'argent que de graisse.

CERVEAU

n. m. ....

Organe noble et complexe siégeant normalement dans la boîte crânienne, contrairement à l'escargot, qui a tout dans le pied, et à la blonde qui, pudique, le cache volontiers (mais uniquement dans les histoires dites drôles).
L'imagerie moderne, genre IRM, statique et fonctionnelle, explore son moindre recoin et en couleurs, s'il vous plaît. Bientôt, on ne pourra plus agir, ni penser sans craindre une analyse en temps réel de son cerveau par un appareil sophistiqué, manié par un voisin inquisiteur, émule du KGB, de la NSA, de la DGSI à la recherche d'un individu fiché S, voire une épouse angoissée. À quand un scanner pointu obligatoire au passage dans les aéroports ou avant les élections pour nos élus ?
Einstein remarquait que, pour certaines populations

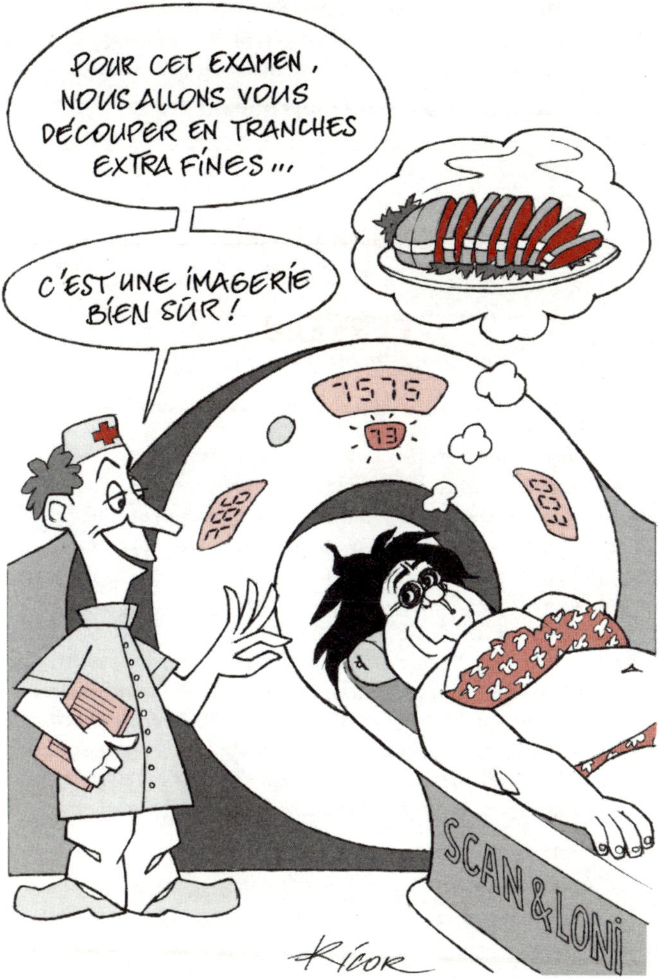
POUR CET EXAMEN, NOUS ALLONS VOUS DÉCOUPER EN TRANCHES EXTRA FINES...
C'EST UNE IMAGERIE BIEN SÛR !
7575
73
SCAN & LONI
RICOR

automatisées – genre militaires SS marchant au pas cadencé sur une musique entraînante, aujourd'hui « soldats » de Daech se préparant à rencontrer soixante-douze vierges sur le troisième nuage, au fond du couloir à droite –, la moelle épinière suffirait, le cerveau ne constituant alors que du bonus.

CÉSARIENNE

n. f. ....

Expulsion *manu militari*.

Encycl.
Intervention chirurgicale qui permet d'extraire le bébé, par laparotomie et incision de l'utérus. La césarienne se pratique soit en urgence (souffrance fœtale, malformation, mauvaise présentation du bébé empêchant l'extraction par les voies naturelles), soit programmée (césariennes itératives, convenances personnelles, contre-indications chez la maman à la poussée libératoire).
Elle intervient aussi en désespoir de cause, quand l'enfant refuse de sortir car il se rend compte que ce serait une connerie de naître dans un monde pareil, rempli de fanatiques et de pollueurs, mais que, bon, neuf mois pour la mère, c'est quand même largement suffisant. Elle a aussi le droit de se remettre au Pouilly, non ? On n'est pas très loin de la vérité, car initialement, la césarienne se pratiquait sur des mères mortes en couches, pour extraire le bébé et le baptiser.

CHIRURGIE ESTHÉTIQUE

gr. n. f. ....

Chirurgie qui tente de réparer les injustices de Dame Nature : seins trop gros ou trop petits, fesses en goutte d'huile, culotte de cheval, menton proéminent, nez de travers, voire des tirs groupés au moment des promos, etc. Pour certaines situations désespérées, le devis, facturé au temps passé, peut revenir aussi cher que l'opération. Refaire la peau des seins peut en effet coûter la peau des fesses.

CHIRURGIEN

n. m. ....

Zorro de la médecine, qui se cache toujours derrière son masque.

Encycl.

Autrefois, le chirurgien s'appelait barbier, reconnaissable au XVIe siècle à son bonnet carré dont le référent se nommait Ambroise Paré, père des chirurgiens-barbiers. Roi de l'amputation, il bénéficiait pour son activité coupable de l'alcool, anesthésiant d'opérette, et de quatre solides gaillards, aides anesthésistes de fortune, généralement trouvés sur le champ de bataille.

Sous Napoléon, on remarque une grande avancée chirurgicale. Lors des raccourcissements, le blessé devait serrer très fortement et avec une grande conviction antalgique une pipe en terre. La chute, suivie de la fracture fatale, de la bouffarde coincée entre les dents de l'opéré en début d'intervention signalait la mort de l'intéressé. D'où

l'expression « casser sa pipe ».
Quant au billard, synonyme moderne de la table d'opération, le mot trouve son origine avec la chirurgie foraine. En effet, il n'existait aucun autre lieu horizontal fonctionnel et convenant, à domicile, pour opérer le jeune paysan d'une appendicite au château ou césariser la bonne des chics demeures bourgeoises.
La chirurgie, métier de passion au contexte médico-légal devenu pesant, dissuade de plus en plus les jeunes internes. Il nécessite la formation technique la plus longue (32 ans en moyenne avant de gagner son autonomie), pour l'exercice professionnel le plus court (33 ans).

Cit.
La grande différence entre un chirurgien et Dieu, c'est que Dieu, lui, ne se prend pas pour un chirurgien.

CICATRICE

n. f. ....

Trace indélébile et cutanée suite à une plaie volontaire (chirurgicale) ou involontaire (traumatique). Parfois disgracieuse, car épaisse, appelée chéloïde, la cicatrice constitue la hantise du chirurgien, notamment plasticien. Elle remplace alors une disgrâce par une autre.
La cicatrice peut être un signe de virilité, si elle résulte d'une lésion par arme blanche ou à feu. Elle peut même favoriser les conquêtes féminines, si elle s'agrémente de la narration d'une aventure enjolivée, rocambolesque, héroïque, voire tout à fait invraisemblable.

L'aphorisme « grand chirurgien, grande cicatrice » des années 1950 n'a plus guère de raison d'être de nos jours. L'avènement de la chirurgie cœlioscopique permet, par un minuscule orifice, l'ablation de trois mètres de boyaux ou d'un utérus gros comme une pastèque.
Il est même des chirurgiens philippins qui, dans les années 1980, sans sourciller, affirmaient opérer à mains nues, sans cicatrice. Du grand art. Mais opérer sans laisser de cicatrice est aussi impossible que renoncer au cumul des mandats pour un élu de la République.

CIRRHOSE

n. f. ....

Maladie du foie, mortelle, liée à une destruction des cellules hépatiques qui passent d'abord par le stade de stéatose, genre foie gras de canard, mais en moins bon. Peut évoluer parfois vers le cancer.
Les causes de la cirrhose restent multiples : acquises (cailloux dans les canaux biliaires, éthylisme, virus), congénitales (malformations, troubles du métabolisme) ou congé trop bu, auraient dit en chœur Pierre Dac et Francis Blanche. L'approche par l'élévation des fameuses gamma GT révèle surtout l'origine épicurienne de ladite cirrhose, avec sans doute une légère hyperconsommation, parfois franchement débridée.
L'avantage de la cirrhose, c'est qu'il s'agit d'une

maladie non contagieuse, même quand on boit dans le verre de l'autre, à condition de ne pas les finir systématiquement, au prétexte de protéger son conjoint. Cette pathologie peut bénéficier d'une greffe salvatrice, à condition de trouver un donneur au foie normal – ça existe – que la médecine accepte pour remplacer l'organe défectueux.

Cit.
Serge Gainsbourg, suite à une hémi-hépatectomie : « On m'a enlevé la moitié du foie, alors je ne boirai plus désormais que des demis ! ».

CLINIQUE

n. f. ....

Hôpital, en plus cher.

Encycl.
Comme la nature, la clinique présente trois états.
- Un état gazeux ou virtuel, préciser alors « les cliniques ». Suite d'examens pratiques que le jeune carabin devait passer en fin d'études avant de soutenir sa thèse. Mis en conditions réelles, il affronte un malade en live afin d'envisager un diagnostic et une thérapeutique.
- Un état minéral, mieux connu sous le terme « la clinique », institution et bâtiment privés, politiquement incorrect, honni des décideurs, au prétexte de représenter une pompe à fric. C'est pourtant là où ils se font soigner, dédaignant l'hôpital public juste bon aux sans-dents.
- Un état végétal, dit « chef de clinique », où un jeune médecin, future grosse légume ou belle plante, après son internat, fera une

spécialité avant de s'installer en ville, d'entrer au Rotary club ou de poursuivre une carrière universitaire.
Le chef de clinique famélique et désargenté qui n'a pas sa propre clinique à 50 ans aura raté sa vie, à l'image de celui qui n'a toujours pas de Rolex au même âge.

CŒUR

n. m. ....

Muscle ingénieux, qui travaille automatiquement et par réflexe, un rêve pour le MEDEF.

Encycl.
C'est un médecin anglais, William Harvey, qui a découvert, en 1628, que le cœur permettait de gérer, telle une pompe, la circulation du sang dans l'organisme. Un cœur normalement constitué se compose de quatre cavités, deux ventricules et deux oreillettes. Il envoie le sang artériel dans les organes et récupère le sang veineux, pour l'expédier prendre l'air et s'oxygéner vers les poumons, afin de le débarrasser de ses miasmes. Et ça ne s'arrête jamais. D'ailleurs, il vaut mieux.
Comme tout organe, le cœur déconne parfois. C'est alors l'infarctus, le défaut de valves, l'anévrisme, l'arythmie cardiaque et mille autres trucs pas sympathiques. Cela se soigne souvent avec efficacité, par de simples médicaments, par électrostimulation ou pose de petits ressorts appelés stents.
Parfois, cela ne suffit pas et il faut sortir le grand jeu. En l'occurrence, le chirurgien cardiaque, qui farfouille derrière les côtes comme le garagiste le ferait en soulevant le capot d'une Jaguar. C'est assez gore, surtout s'il faut aller jusqu'à la greffe ou à la pose d'un cœur artificiel.

COLONOSCOPIE (ou COLOSCOPIE)

n. f. ....

Tord-boyaux de première.

Encycl.

Examen utilisé pour débusquer les pathologies du côlon (cancer, polype), de l'appendice à l'anus, principalement axé sur l'étude du gros intestin. La colonoscopie, de plus en plus souvent remplacée par l'IRM, reconstitue le boyau en 3D, offrant une image confortée par des capsules vidéo embarquées. La colonoscopie sert parfois également à récupérer des objets rares introduits ou ingérés par là où il n'aurait pas fallu…

La colonoscopie nécessite d'avoir un gros intestin parfaitement propre et vide pour l'examen. D'où une purge incontournable la veille, qui nécessite d'ingurgiter six litres d'eau salée au minimum. Un pur bonheur. Si vous appréciez l'eau de mer, faites-vous plaisir en répétant cet examen tous les deux ou trois ans, tel l'hypocondriaque cancérophobe.

Il arrive parfois que la colonoscopie tourne au drame, sous la forme d'une perforation du gros intestin. Les sanctions sont alors multiples. Anus artificiel pour le malade, procès pour le médecin. Comme quoi patauger dans la merde ne porte pas forcément bonheur à tout le monde.

COMA

n. m. ....

Tour de chauffe avant le grand départ.
C'est l'état temporaire, voire définitif, d'un patient qui ne communique plus avec son entourage, mais garde des fonctions végétatives en veille, quoique défaillantes, compensées temporairement

par des machines (respirateur artificiel, dialyse rénale, perfusions diverses). Le coma de longue durée, quelle qu'en soit l'origine, est, pour le corps médical, un véritable problème éthique, devenu aujourd'hui un débat de société. Bref, une situation toujours chaude à gérer.
Il est loin, le temps où, pour s'assurer qu'un mort était bien mort – et pas seulement plongé dans un sommeil profond – on lui mordait l'orteil. D'où le nom de croque-mort donné à celui chargé de cet office.

Cit.
Dans un service de réanimation en Afrique du Sud, une femme de ménage débranchait les respirateurs des patients dans le coma pour alimenter son aspirateur : nombreux morts jusqu'au jour où le patron a été mis… au courant. (histoire authentique)

CONFRÈRE

n. m. ....

Un autre médecin, nettement moins bien que le vôtre, de toute façon.
Il s'agit d'un individu appartenant à une même caste, ici la médecine, chacun étant fils d'Hippocrate, quelle que soit la spécialité, l'âge, le sexe. Au sens large, le confrère peut être une consœur, terme moins utilisé, malgré l'avènement du féminisme.
Ne pas confondre avec :
- « Collègue », plus précis (même niveau d'étude, même spécialité). On ne mélange pas les torchons et les serviettes.

- « Mon cher confrère », entête classique de début de lettre. Ça ne mange pas de pain, on reste courtois et urbain, mais sur la défensive.
- « Mon cher Maître », qui induit une relation hiérarchique et pédagogique (professeur au CHU, par exemple).

Les relations, professionnelles ou privées, entre confrères n'engendrent pas automatiquement cordialité ou chaleur humaine. Dans le mot confrère, ne pas oublier qu'il y a aussi le mot… frère.

CONGRÈS

n. m. ....

Sieste collective organisée à grande échelle.
Réunion hier de savants, aujourd'hui de chercheurs (tout évolue, même le mot), jeunes ou chenus. Le congrès médical est censé faire le point sur les connaissances médicales en cours, acquises, en voie de l'être, voire les raviver pour certains. Les communications y demeurent parfois ardues, soporifiques et interminables en l'absence d'un modérateur de qualité.

Ainsi, un conférencier logorrhéique ayant mal ficelé son PowerPoint pourra facilement retarder d'une heure l'apéro des congressistes, ce qui est un très mauvais point, au mieux, pour la qualité de sa communication, au pire pour la carotte qu'est l'agrég'.

Dans un congrès, il est toujours amusant d'entendre un orateur raconter complètement l'inverse de ce qu'il prônait l'an passé, sans se

démonter pour autant.
On notera que la déductibilité fiscale de trois jours de congrès aux Antilles pour un médecin accompagné d'une prétendue assistante surtout douée pour la communication horizontale est souvent contestée par l'inspecteur des impôts. L'Administration est bien sévère, parfois sans âme.

CONSTIPATION

n. f. ....

Comment ça va, mon p'tit bouchon ?

Encycl.

La constipation, c'est le ralentissement du transit intestinal, qui s'oppose à l'accélération ou diarrhée, genre TGV (transit à grande vitesse). Mal volontiers féminin. Depuis Lucy, l'amie d'Yves Coppens, jusqu'à la sublime Monica Bellucci (mais oui, mais oui…), la femme reste angoissée par la venue aléatoire de son étron quotidien.
Au Moyen Âge, ce retard à la selle, avec ses atroces conséquences – occlusion intestinale, péritonite, mort – a même donné naissance à l'une de nos expressions les plus courantes, si j'ose écrire… Il était fréquent, à l'époque, de demander à quelqu'un « Comment allez-vous à la garde-robe ? », euphémisme poli pour désigner la selle ou les toilettes. Beaucoup plus coincés que leurs ancêtres, l'homme et la femme modernes ont zappé la seconde partie de la phrase.
Les traitements, nombreux, manquent souvent cruellement d'efficacité. Chacun a son truc pour aller à la selle. Il existe des cures (il suffit d'y croire), comme celle de Châtelguyon, là où Laurent Gerra a situé un musée de la constipation cher à VGE…
Conseil pour le médecin : en fin de consultation, ne pas souhaiter bon vent à sa patiente.

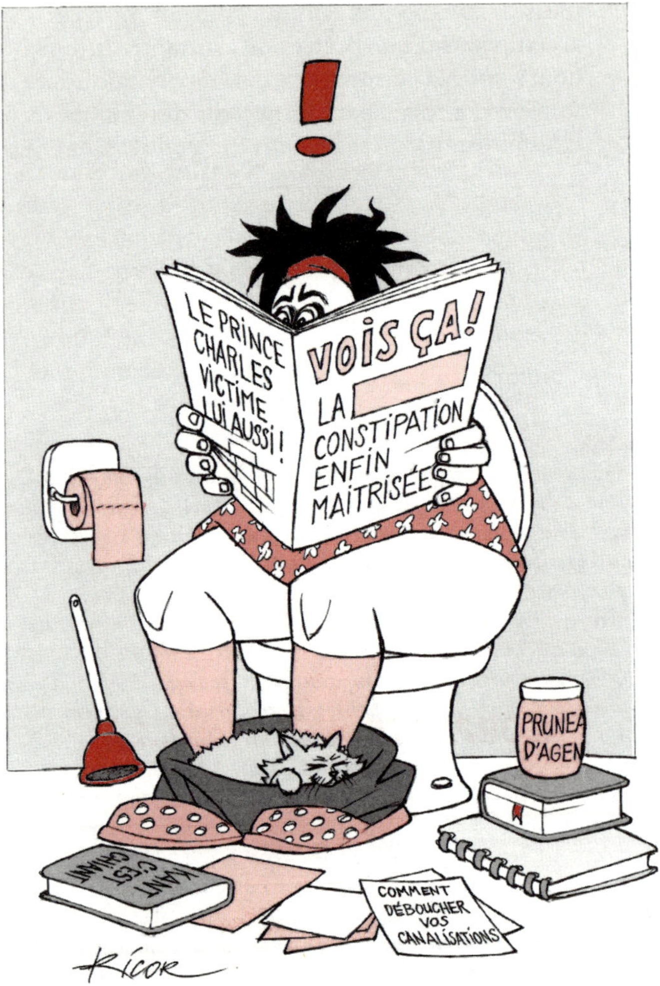
LE PRINCE CHARLES VICTIME LUI AUSSI !
VOIS ÇA !
LA CONSTIPATION ENFIN MAITRISÉE
PRUNEA D'AGEN
KANT C'EST CHIANT
COMMENT DÉBOUCHER VOS CANALISATIONS
RICOR

COR AU PIED

gr. n. m. ....

C'est vraiment pas le pied.
Lésion plantaire douloureuse, une hyperkératose liée aux outrages du temps, située sous le gros orteil, de préférence. Le cor est souvent chéri par son propriétaire, qui l'évoque fréquemment comme d'autres, leur compte en banque.
Pour soigner un cor, il existe divers traitements charlatanesques, avec application locale de produits immondes. Pour y échapper, une bonne hygiène est incontournable. Il faut éviter les champignons, dont on consomme d'ailleurs surtout le chapeau. On peut aussi fréquenter assidûment son pédicure, qui consentira un demi-tarif aux unijambistes.

Cit.
« Que le son du cor est triste le soir au fond des draps ! »
(Gabriel Montpied)

CORPS ÉTRANGER (ou C.E.)

gr. n. m. ....

Qu'est-ce que ça fait donc là ?

Encycl.
Tout objet inhabituel, eu égard au réceptacle anatomique dans

lequel il se trouve, pouvant entraîner morbidité et mortalité. Le jargon médical le synthétise en C.E., ce qui n'a rien à voir avec la Communauté européenne ou le comité d'entreprise.
Il est des C.E. dramatiques : bille, os, dentier dans la trachée du nourrisson ou de la grand-mère (le lecteur comprendra quoi est à qui) virant au bleu nuit, au bord de l'asphyxie. Vive alors le SAMU et ses Zorro en blouse blanche.
Il en est des plus ludiques. Généralement ceux que récupère un proctologue, véritable pro du C.E., qui confisque en général lesdits objets, dans le naïf espoir d'éviter la récidive. Citons en vrac les fruits et légumes divers (carottes, concombres, navets, poires, etc.), la verroterie en tout genre (bouteilles de Perrier, verres à moutarde, flacons phalliques, etc.), des O.P.N.I. (objets pénétrants non identifiés) arrivés là on ne sait trop par quel hasard (clous, chambres à air, brosses à dents, manches de corde à sauter, etc.), charcuteries assorties, entières plutôt que tranchées (cervelas, saucisse de Morteau ou de Toulouse, selon l'origine géographique des protagonistes). Nos contemporains isolés font preuve, en ce domaine, d'une imagination quasi sans limite.

COTYLE

n. m. ....

Nom savant de la partie creuse de l'os iliaque, où s'emboîte la tête du fémur, précédée du col, encore plus compliqué avec l'âge, à négocier que celui du Galibier ou du Tourmalet.
La fracture du col du fémur chez le vieillard induit de nos jours une prothèse totale, en synthétique, céramique ou en alliage performant. C'est une manière de mourir assez classique pour le quatrième âge, qui ne supporte pas toujours

le choc opératoire comme le souhaiterait le chirurgien. Johnny Hallyday et Jacques Chirac ont donné. Double prothèse pour l'un et ostéosynthèse pour l'autre, ce qui ne les empêche pas de se remuer, trop pour l'un, plus assez pour l'autre.

COUDE

n. m. ....

Articulation située entre le bras et l'avant-bras. Elle permet la préhension et le mouvement, notamment d'un ou d'une raquette de tennis. Trop jouer au tennis induit le célèbre tennis elbow, ou tendinite du coude, alors que trop boire donne le whisky elbow chez les ivrognes invétérés. Les tennismen qui picolent auront une bonne excuse. Bref, boire ou servir, il faut choisir.

CRAMPE

n. f. ....

Bon voyage, monsieur du mollet.
Contraction douloureuse volontiers nocturne, située plus généralement au dit mollet, souvent bilatérale, deux pour le prix d'une. Liée à des problèmes métaboliques (hypokaliémie, manque de magnésium) ou à l'absorption de mauvais alcools.

Oblige à des manœuvres incantatoires – pose de savon de Marseille au fond du lit – et conjuratoires au succès relatif.
Autres crampes connues :
- d'estomac : métaphore qui témoigne une faim impétueuse, de traitement aisé, vers midi ou 20 heures ;
- du sportif : en rapport avec l'effort ;
- de l'écrivain : située au poignet, même s'il écrit comme un pied, crispe l'auteur avant le lecteur ;
- du cerveau : pour ceux qui en ont un, évoquée par l'étudiant besogneux, en signe d'excuse quand il n'a rien foutu. Rare chez la blonde (cliché).

CUISSE

n. f. ....

Portion anatomique du membre inférieur, située entre le bassin et le genou. Marche par paire, sauf si la maman a grignoté des gélules de thalidomide pendant sa grossesse.
Elles forment une jolie parenthèse, un lieu intime où officient, en cas de défaillance périnéale, alternativement proctologue, gynécologue et urologue, trois voisins de palier. Certains, en effet, travaillent là où d'autres s'amusent.

D

DELIRIUM TREMENS

gr. n. m. ....

Tu t'es vu quand t'as bu ?

Encycl.

Décompensation aiguë et délirante d'un alcoolisme chronique majeur, jadis mortelle, le delirium tremens *survient suite à un événement imprévu déstabilisant le patient déjà fragile. A été fort bien décrit par Zola dans* L'Assommoir.

Le malade voit souvent des animaux envahir son espace vital. Hier, éléphants roses ou girafes grimpant aux murs, serpents se lovant sous les draps, panthères hurlantes, rats affamés. De nos jours, le bestiaire a changé mais reste toujours aussi improbable, hommes politiques intègres, sportifs non dopés, écolos pur jus faisant du vélo, etc.

Le delirium tremens *se fait rare aujourd'hui, les réanimateurs prenant en charge rapidement les patients dès les signes avant-coureurs. Plus fréquentes sont les formes larvées appelées pré-DT. Un apport hydrique, des tranquillisants, un coma artificiel maîtrisé et le/la malade peut sortir au bout de quelques semaines pour arroser ça à grands coups de petit jaune, de petit noir arrosé, de rouge, de blanc, bref se régaler tous les jours des couleurs d'un arc-en-ciel liquide et alcoolisé.*

DENT DE SAGESSE

gr. n. f. ....

Troisième molaire, dont la présence se manifeste d'une façon plus ou moins douloureuse entre 15 et 20 ans, selon l'espace dont elle peut jouir sur la mandibule. Certains parents, qui ont fait l'école du rire, regrettent de voir, avec la disparition éventuelle de cette intruse, devenue inutile, s'éloigner également le peu de sagesse qui restait chez leur jouvenceau boutonneux. Crainte aussi valable et partagée en cas d'adolescente agitée à la vue des garçons. À noter que le sans-dents serait un pauvre au quotidien, selon un auteur élyséen, fan de néologismes. On le sait à cause d'une dame qui avait une dent contre son ex-grand homme.

DENTISTE

n. m. ....

Médecin menteur, qui a toujours fait peur.

Encycl.

Praticien spécialiste de la pathologie dentaire, le dentiste est coincé entre le médecin généraliste, le stomatologiste et l'orthodontiste. Son seul nom suscite la terreur absolue de ses contemporains, qui préfèrent la roulette des casinos à la sienne. Lui se contente de ramener sa fraise, aujourd'hui pourtant quasi indolore. C'est parce qu'il promettait toujours un traitement sans douleur à ses patients, tout en sachant que c'était faux,

qu'on disait autrefois menteur comme un arracheur de dents.
Il a fait fortune depuis la mise au point des implants, non remboursés bien sûr, qui redonnent au patient un sourire d'opérette et l'accès à une alimentation carnée, après des années de potage-purée.
Un cabinet de dentiste normalement constitué distille en permanence une musique de fond entre ascenseur et supermarché, qui permet de ronger son frein avant de passer sur le fauteuil ou d'accepter en douceur la promesse d'un rendez-vous ultérieur.

Cit.
« Quand mon dentiste m'a dit : j'ai un plan, j'aurais dû me méfier. Surtout pour mon portefeuille. »

DÉPISTAGE

n. m. ....

Illustration du principe de précaution appliqué à la médecine.
Le dépistage transforme un bien portant en futur malade : acuité visuelle, SIDA, HTA, diabète, Alzheimer, cancers (sein, colon, prostate, col utérin)... Tout est bon à dépister.
Certains métiers exigeraient un dépistage plus pointu : vision (tireur d'élite), surdité (musicien), intelligence et sens pratique (politiques), maîtrise du français (animateurs télé).
Le dépistage de la connerie se fait d'une manière plus empirique, dès que le sujet ouvre la bouche.

DERMATOLOGUE

n. m. ....

Le médecin que vous avez dans la peau.

Encycl.

Spécialiste de la peau et des maladies vénériennes, réputé très cool. Il reçoit uniquement sur rendez-vous, l'urgence demeurant une notion inconnue dans son vocabulaire et sa culture. A, ou avait, ses maîtres et sa Mecque, en l'hôpital Saint-Louis à Paris.
Le dermato est aujourd'hui effaré de voir son domaine privé envahi par les tatouages et les piercings de plus ou moins bon goût.
Passe la main au super spécialiste quand il affronte une vraie pathologie. L'oncologue en cas de mélanome, car peu habitué aux trucs très malins, le chirurgien esthétique devant une disgrâce rédhibitoire. De ce fait, le dermato doit lui même avoir une peau épaisse pour supporter toutes les vilenies et ironies de ses confrères, qui se moquent allégrement de sa spécialité.
Certains pensent que le dermato a fait sciences peau. Grave erreur. Même s'il fait rire, le dermatologue en a quand même bavé pendant onze années (sept années de médecine, plus quatre de spécialité) pour avoir l'insigne bonheur de visser une plaque de cuivre à l'entrée de son immeuble, contre quatre ou cinq seulement pour un futur ministre. Cherchez l'erreur.

DIÉTÉTIQUE

n. f. ....

Culture du petit poids.
Discipline paramédicale appliquée, reposant sur la biologie, les statistiques, la nutrition et la

balance dans des pays où vivent les plus obèses de nos contemporains. La spécialité était en revanche totalement inconnue dans les camps d'extermination nazis. Elle compte également très peu de clients en Afrique subsaharienne et, d'une manière générale, dans tous les pays où l'on cherche d'abord à ne pas mourir de faim.
La diététique ne fait perdre que très peu de poids aux intéressé(e)s. Elle engraisse en revanche copieusement les médecins, surtout s'il leur vient une idée originale, faussement scientifique et difficilement accessible, médiatisée par des pros de la com adeptes des plateaux télé, genre oméga 4 ou anticholestérolémiant à la triple liaison révolutionnaire. On fond !

DIRECTEUR

n. m. ....

Seul maître à bord après Dieu. Et encore…

Encycl.

Le directeur est le responsable salarié d'une institution sanitaire : C.H.U., C.H.R., clinique, É.H.P.A.D., morgue. Souvent entouré de nombreux collaborateurs, eux-mêmes souvent directeurs, mais plus jeunes et corvéables à merci, selon leur domaine de compétences, finances, relations humaines, soins infirmiers, travaux, etc.
Le directeur est volontiers atteint de réunionnite chronique et, à ce titre, intouchable et invisible. Consigne de la secrétaire souriante – c'est un métier : « Laissez un message, M. le directeur reviendra vers vous. »

Le directeur visite rarement son établissement, terre hostile. Il reste généralement confiné dans le cocon rassurant de son bureau, où il étudie le journal et organise des brainstormings réguliers, sous le témoin de sa cafetière toujours allumée. Le directeur ne côtoie ses salariés, dont les médecins, qu'à la cérémonie des vœux, à l'arbre de Noël du personnel ou à la remise d'une médaille en chocolat pour l'un des protégés de « la maison ».
Il est parfois énarque, mais le plus souvent élevé au lait de la désopilante École des hautes études en santé publique de Rennes, où l'on apprend, entre deux tableaux Excel, à bouffer du médecin. Cela dit, il peut être aussi sympathique, malin, dévoué, astucieux et chauve. Comme quoi tout espoir n'est jamais perdu.

Cit.
« Demain, c'est décidé, je joue au loto : j'ai réussi à joindre le directeur en direct sur son portable… »

DON DE SPERME

gr. n. m. ....

Acte généreux qui aide les parents en difficulté de procréation. Le don du sperme est réservé aux hommes. On pourrait trouver cela discriminatoire, mais même les Femen n'ont rien trouvé à y redire.

Cit.
« Le don du sperme est plus agréable que le don du sang, ne serait-ce qu'à cause des magazines. » (Jean Yanne)

DON DU SANG

gr. n. m. ....

Acte gratuit, ce qui, de nos jours, relève d'un authentique exploit.
Le don du sang permet de sauver des patients en détresse, en état de choc, ou en cours de traitement divers et lourds. Le donneur se voit gratifié d'une collation hypercalorique qui, à défaut de lui reconstituer sa masse sanguine dans le quart d'heure, participera à son embonpoint naissant.
La sécurité exige que le donneur soit séronégatif tous azimuts. Quitte à attraper le SIDA, autant le faire d'une manière plus agréable que par une transfusion sanguine. On exclut aussi du don l'éthylique, chez qui les globules rouges surnagent dans l'alcool, l'obèse, dont le sang a la consistance du yaourt bulgare, et l'homosexuel, à moins qu'il ne sorte d'un an de retraite dans un monastère isolé du haut Himalaya.

E

E.H.P.A.D.

sig. ....

Maison de retraite, en novlangue politiquement correcte.

Encycl.

Un E.H.P.A.D. est un établissement d'hébergement pour personnes âgées dépendantes, autrement dit une maison de retraite d'aujourd'hui.
Un E.H.P.A.D. porte généralement un nom poétique et fleuri : les Bégonias, les Rosiers de l'Eden, les Magnolias de Cythère… C'est pour donner un avant-goût de la décoration florale des pierres tombales, prochain lieu de résidence de ses pensionnaires.
Ce sont des lieux extérieurement avenants et colorés, avec toutefois des petits parkings exigus et malcommodes, donnant ainsi une excuse toute trouvée aux familles pour justifier la rareté de leurs visites.
Des fragrances d'urine, dès le hall d'accueil, peuvent surprendre la première fois, mais on s'y fait, comme la vision de pensionnaires qui, dès huit heures le matin, attendent leur repas de midi et leurs médicaments, dans un mutisme plutôt pesant.
Quelques activités rappellent de lointains souvenirs de colonies de vacances : jeux de baballe collectifs, exercices d'assouplissement, peinture sur soi (et non sur soie), élevage de lapins, entretien d'un potager – ou d'un pote âgé, je ne sais plus – visite d'un accordéoniste venant jouer « Le petit vin blanc »…
Le passage d'un des pensionnaires de ce petit paradis sur terre au vrai de vrai enchante nombre de familles, qui pourront enfin caser leur grand-père fatigué ou leur grand-mère usée, devenus des boulets,

en attendant tranquillement l'héritage, malgré le coût élevé de cet internat du quatrième âge.
Certains diront que cette définition exagère un peu. C'est vrai. Mais pas tant que ça.

Cit.
« E.H.P.A.D. recherche jeune notaire sans grande ambition pour vacations imprévues. »

ÉTHIQUE

adj. ou n. f. ....

Notion très complexe à manier, encore plus que le bistouri ou la seringue à ponction.
L'éthique médicale, sous la haute main du Comité national d'éthique (C.N.E.), initialement présidé par le professeur Jean Bernard, grand nom de la médecine du XXe siècle, traite des aspects terrifiants de sujets pointus – mort cérébrale, don d'organe, essai thérapeutique, gestation pour autrui, greffe de cerveau… –, qui véhiculent un peu plus de réflexion qu'un visionnage de *Touche pas à mon poste* sur D8. Le C.N.E. se réunit pour ne pas résoudre des problèmes philosophiques ou sociétaux délicats, avant de botter en touche vers le Conseil d'État, la Cour européenne des droits de l'homme ou autres associations philosophiques.
Si, au moins, le C.N.E. peut, à intervalles réguliers, se prononcer contre les théories ou applications dignes d'un éventuel émule du Dr Mengele, c'est déjà ça.

EXPERT

n. m. ....

Monsieur ou madame Je-sais-tout.
L'expert est un praticien attaché auprès de nobles institutions (assurances, tribunaux, ordre des médecins,...), pour lesquelles il délivre une parole d'inspiration quasi divine.
Grassement rétribué, il garde parfois un petit pied dans la vraie médecine et se montre surtout impatient de voir ses droits reconnus, à travers une prime substantielle. Devant un tribunal, l'expert est souvent accompagné d'un homme en blanc (un cher confrère, si le prévenu est lui-même médecin) et d'un homme en noir (avocat).
Il tente de séparer le bon grain de l'ivraie d'une mésaventure souvent dramatique, en extirpant des éléments oubliés et/ou abscons accumulés depuis des années dans de dossiers poussiéreux, où surnagent la mauvaise foi et la simulation des uns, l'intérêt financier des autres. Pas facile.
La rencontre illustre un désaccord, parfois tendu et belliqueux, d'où le nom de « bataille d'experts ». Le patient arrive, lui, souvent armé à l'expertise d'un relevé d'identité bancaire. On ne sait jamais.
Pire que l'expert, il y a le contre-expert. Encore plus craint, d'autant que parfois il n'a jamais exercé, malgré un sourire enjôleur. Comme l'expert, il se trompe avec autorité.

EXTERNE

n. m. ....

Étudiant(e) en médecine, nommé(e) hier sur concours, titre aujourd'hui galvaudé, car tous les carabins le portent. L'externe est généralement jeune et boutonneux, souvent appuyé au mur, bouche bée, il (elle) sert avec ironie, de contrefort à l'architecture hospitalière.
Inexpérimenté par essence, l'externe gêne le fonctionnement du service, des A.S.H. (agents des services hospitaliers) au grand patron, via les infirmières qui, pourtant leur apprennent tout, voire plus si affinités.

F

FIÈVRE

n. f. ....

37,2 le matin et nettement plus encore.
Toute élévation anormale de la température du corps humain génère, chez nos concitoyens, une double demande auprès de leur médecin traitant, une prise d'antibiotiques et la prescription d'un arrêt de travail. Un automatisme inutile que le corps médical responsable devrait pouvoir endiguer, contrôler et récuser.
L'évolution technologique de notre société a permis, pour la mesure de la fièvre, de passer de l'ombre (prise de température rectale) à la lumière (application smartphone).
La fièvre du samedi soir, même agitée, n'induit aucun traitement, car elle est le plus souvent passagère, n'a pas incidence, ni raison pathologique.

Cit.
Atteint d'une fièvre de cheval, l'esquimau s'était vu dans l'obligation de reconstruire vite fait son igloo.

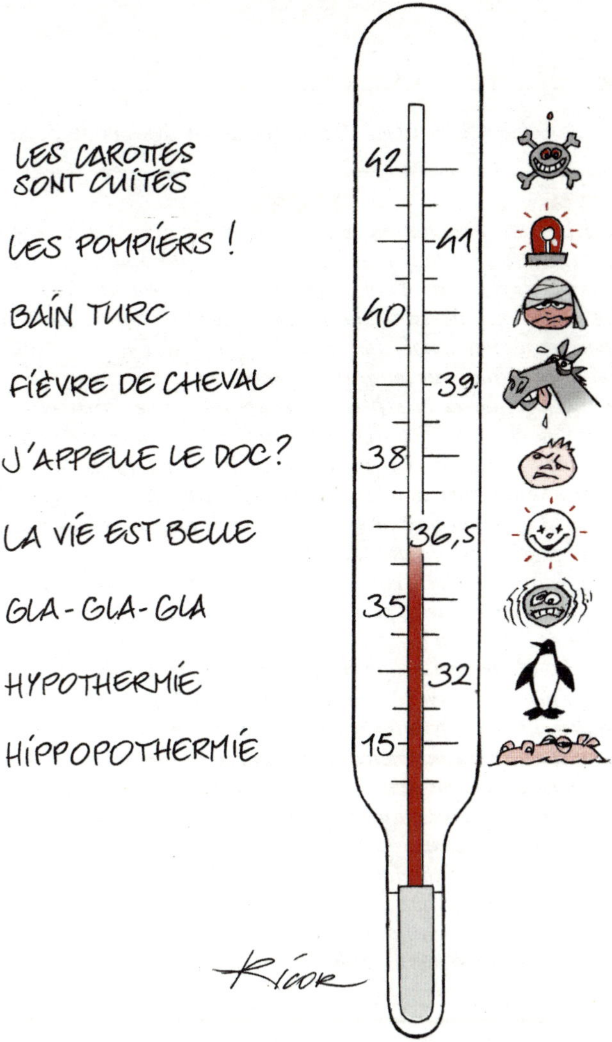
LES CAROTTES SONT CUITES
42
LES POMPIERS !
41
BAIN TURC
40
FIÈVRE DE CHEVAL
39
J'APPELLE LE DOC ?
38
LA VIE EST BELLE
36,5
GLA-GLA-GLA
35
HYPOTHERMIE
32
HIPPOPOTHERMIE
15
Ricor

F.I.V.

sig. ....

Tube des années 1980, qui a fait des tas de petits.

Encycl.

La F.I.V., ou fécondation in vitro, *consiste à mettre en contact, dans le cadre d'un couple infertile, un spermatozoïde performant et un ovule de concours. Dans le premier cas, il aura été récupéré par don de sperme auprès du mari, éventuellement d'un copain, d'un anonyme généreux, nobélisable ou déjà nobélisé. Dans le second cas, il aura été prélevé sur la future maman sous échographie.*
Le mariage des deux s'effectue ensuite dans une éprouvette bien gardée au chaud, 37 degrés minimum, en milieu sympa et fertile. C'est bien connu, les chaleurs tropicales excitent les sens. On attend alors tranquillement la rencontre favorable entre les gamètes, premier pas vers l'embryon tant désiré. On remet le tout dans l'utérus de la dame, gorgée d'espoir, afin de finaliser la gestation.
Si l'opération se révèle efficace et produit plusieurs embryons, on a le choix : le congélateur, pour une seconde grossesse éventuelle, si l'on est fan de Findus ou de Picard ; le don généreux à un couple stérile ; le jet dans la poubelle (non recyclable), souvent mal vu.
Le donneur doit avoir, pour la paix et la bonne renommée des familles, quelques points identitaires avec le papa, groupe sanguin et couleur de peau en particulier. Sinon, ça risque de jaser à la sortie de la messe. À propos de messe, les opposants au mariage pour tous et les catholiques fervents, qui sont souvent les mêmes, préfèrent le don de Dieu au don de sperme. Ils s'opposent à ce type de manipulation et privilégient les fécondations in vitraux.
De toute façon, gloire soit rendue au pionnier, le professeur René Frydman, papa scientifique d'Amandine, premier bébé éprouvette français, née le 24 février 1982.

FORCEPS

n. m. pl. ....

Instrument singulier de torture pour l'obstétricien et de bonheur pour la maman (ou l'inverse) qui a du mal à expulser le bébé lors de l'accouchement. Dernière alternative avant la prise de judo, puis la césarienne.
Les forceps ressemblent vaguement à deux grosses cuillères à soupe, soudées temporairement pour la bonne cause en forme de X, d'où l'interjection à la sage-femme : « Apportez-moi les cuillères. »
En maniant les forceps, il est recommandé de ne pas arracher l'œil ou la tête du bébé, au risque d'avoir des soucis avec la justice et les parents.

FREUD (Sigmund)

n. p. ....

Inventeur du tout à l'ego, obsédé sexuel notoire. Médecin viennois (1856-1939), créateur de la psychanalyse. Chef d'école, il a essaimé nombre d'élèves dans les pays occidentaux. Il ne s'est pas fait que des amis, avec des théories complexes et fumeuses, vénérées par certains, contestées par d'autres, et dispendieuses pour le malade, ramenant pratiquement tout à la sexualité. À compter le nombre de ses écrits, Freud devait

sûrement souffrir d'insomnie pour avoir pondu autant.
La théorie freudienne fait reposer les maladies sur les relations étroites et délétères entre le « soma » (le corps) et la « psyché » (l'âme). Et débrouille-toi avec ça.
Freud possède ses *aficionados*, mais demeure un gentil fumiste pour beaucoup de somaticiens et d'intellectuels. La querelle est encore moderne, remise au goût du jour notamment par Michel Onfray, l'icône de Daesh, dans son livre *Le crépuscule d'une idole, l'affabulation freudienne.*

Cit.
« — Faut-il réévaluer la spéculation astro-mythologique de Freud dans son approche structuraliste de la psychosomatique fliessienne ?
— Ça dépend… » (Pierre Desproges)

G

GALIEN (Claude)

n. p. ....

Médecin de l'Antiquité, qui aurait sûrement mérité le prix Nobel de médecine s'il avait existé à l'époque.
Galien était le médecin personnel de l'empereur Marc-Aurèle, au IIe siècle après J.-C. Il a transformé l'art de guérir en science de guérir. Il a donné son nom à la fabrication de médicaments selon la présentation du principe actif retenu, la galénique. Tout ça dans l'ignorance béate du marketing : suppos, gouttes, poires, cachets, pommades, crèmes potions, sirops, etc.
Galien a obligé les moines copistes moyenâgeux à s'abreuver de ses écrits et à les recopier pour la postérité, comme ceux de son copain Hippocrate, à la lueur des chandelles. Il est mort à 86 ans, médaillé d'or des pochetrons de Falerne, vin qu'il affectionnait tout particulièrement.

GASTROENTÉROLOGUE

n. m. ou f. ....

Ministre de l'intérieur.
Ce spécialiste médical du tube digestif, de l'œsophage jusqu'au rectum, laisse volontiers les orifices, amont et aval, à d'autres : l'O.R.L. ou le stomatologue pour le haut, le proctologue pour le bas. Le gastroentérologue soigne par médicament et explore par endoscopie, travaille en binôme et souvent en bonne collégialité avec le chirurgien digestif, partenaire obligé.
Il sature parfois devant les pathologies fonctionnelles, surtout féminines – constipation, douleurs coliques, dyspepsie. Il est heureux quand un pétomane le quitte pour un monde meilleur (pet à son âme) ou une constipée pour un confrère.
En Bourgogne, on l'appelle souvent gastroentéropode.

Cit.
J'ai connu un gastroentérologue tellement passionné par son métier qu'il s'était mis à la spéléologie pendant ses vacances.

GÉNÉRALISTE

n. m. ou f. ....

Espèce médicale en voie de disparition.

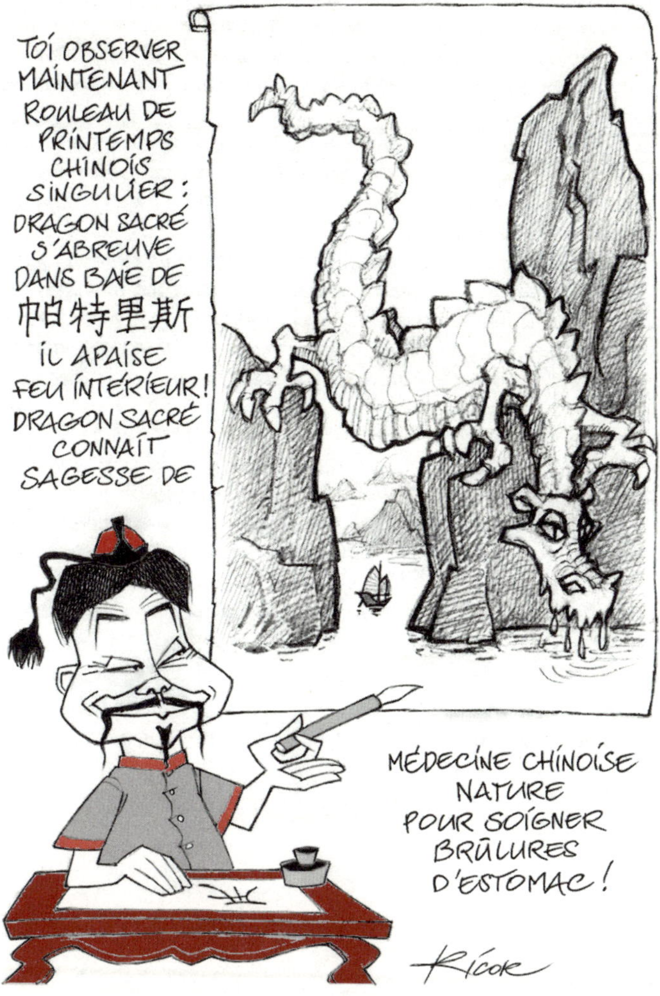
TOI OBSERVER MAINTENANT ROULEAU DE PRINTEMPS CHINOIS SINGULIER : DRAGON SACRÉ S'ABREUVE DANS BAIE DE 帕特里斯 IL APAISE FEU INTÉRIEUR ! DRAGON SACRÉ CONNAÎT SAGESSE DE
MÉDECINE CHINOISE NATURE POUR SOIGNER BRÛLURES D'ESTOMAC !
Ricor

Encycl.

Le généraliste, c'est l'éternel médecin de famille, officiant en ville ou à la campagne, par principe débordé. Il attire et concentre par son titre respectable de « docteur » toutes les doléances de son prochain, de ses voisins au sens large et de la meilleure amie de sa femme en particulier.
Plaque tournante du système de soins, le généraliste assure aussi un maximum sur le plan humain. Son ministère requiert une patience au-delà de ce que la faculté lui a enseigné, car la vie n'est pas qu'un long fleuve tranquille.
Il est la véritable assistante sociale de son quartier ou de son village, rôle qu'il partage avec le maire. Parfois, le cumul des fonctions lui fait porter une double casquette, édile municipal et « docteur », ce qui l'oblige à rester vigilant, disponible et aimable vingt-quatre heures sur vingt-quatre. Vous avez dit maso ?
Quand il touche aux limites de son incompétence, il envoie son patient muni d'une lettre de moins en moins personnalisée, mais de plus en plus lisible, chez son cher confrère, le spécialiste. Botte en touche quand il en a ras-le-bol des hypocondriaques.
La réforme (laquelle ?) précise qu'un médecin généraliste s'appelle désormais un spécialiste en… médecine générale. Merci les énarques. Tous les généralistes sont donc des spécialistes. Dieu reconnaîtra les siens, si tant est qu'il ait bien pris tous ses médicaments.

Cit.

Avant, on reconnaissait le généraliste parce qu'il possédait la plus belle maison du village. Aujourd'hui, on le reconnaît surtout parce qu'il a quitté le village.

GÉRIATRE

n. m. ou f. ....

Avec mes meilleurs vieux.
Médecin généraliste spécialiste des personnes âgées, le gériatre peut embrasser cette spécialité au contact de beaux-parents gâteux et encombrants, d'où une vocation souvent tardive, en cours d'exercice. Il tente de débusquer la maladie d'Alzheimer avant tout le monde et de sauver la grand-mère, comme s'il pouvait y avoir des miracles devant l'outrage du temps.
Avec une telle patientèle, le gériatre a l'impression de rester toujours jeune. Il est aussi spécialisé dans les placements acrobatiques de ses protégés en institution : É.H.P.A.D., maisons de rééducation, maisons de retraite, morgue, etc.
Professionnel des tests du gâtisme, il est souvent pris à partie par les descendants de ses malades, atteints de strabisme convergent vers l'héritage.

GOUTTE

n. f. ....

Saloperie qui fait drôlement mal.
Arthrite hyper douloureuse du gros orteil, en rapport avec une uricémie galopante. C'est une maladie célèbre quand elle touche les *people* :

Charles Quint, Louis XIV, Louis XVIII – dit le roi podagre – ou Jacques Chirac, qui mobilisa l'hôpital américain de Neuilly pour une banale crise.
La goutte serait la conséquence d'une addiction aux bons rôts et aux bons crus, dont le vin de Bourgogne (une légende), et aux alcools. On parle dans ce cas d'arthrite du riche.
La goutte se traite en mettant un frein aux virils appétits. Éviter les excès, mère de tous les vices, au risque de déformation et d'impotence compensée par des béquilles. Les vieux demeurent les plus touchés. Normal, après 65 ans, c'est l'âge de l'arthrite.

GREFFE

n. f. ....

Truc bien pratique pour continuer à vivre à peu près normalement.
La greffe est l'apport sur le receveur d'un matériel vivant (autoplastie) appartenant au malade lui-même, ou à son voisin (allogreffe) afin de réparer un organe défaillant anatomique (greffe de visage) ou fonctionnel (greffe de cœur).
La liste d'attente est longue – plusieurs mois – pour certaines greffes, foie et cœur en particulier. Certaines peuvent bénéficier d'un donneur vivant, ami ou familial, qui cède un organe (rein) ou sa moitié (foie). Donner son cœur de son vivant reste une expérience à tenter. Mais on ne le fait qu'une fois.

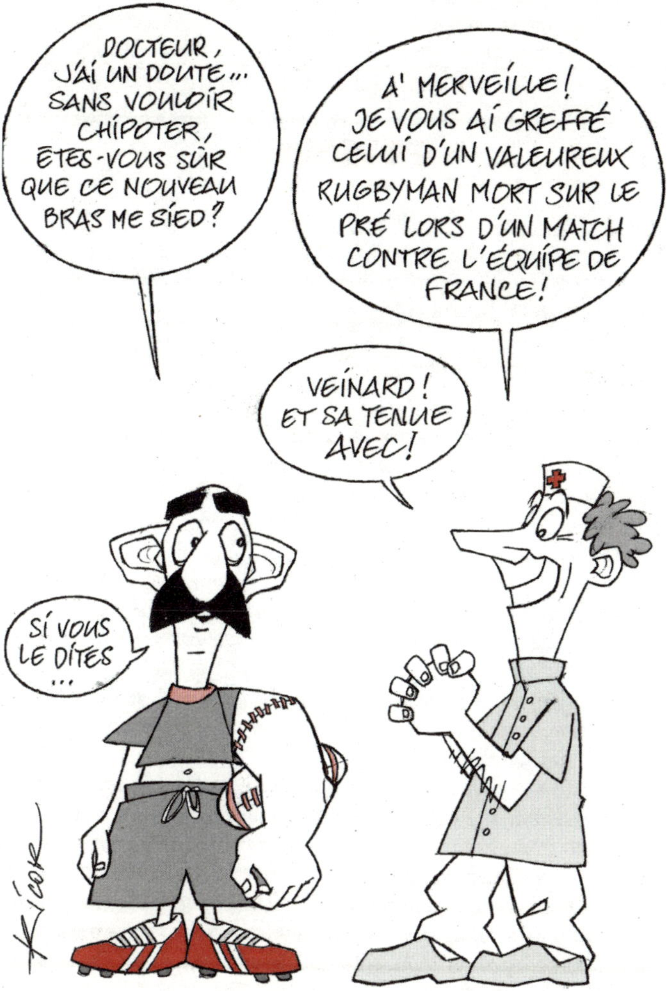
DOCTEUR, J'AI UN DOUTE... SANS VOULOIR CHIPOTER, ÊTES-VOUS SÛR QUE CE NOUVEAU BRAS ME SIED ?
À MERVEILLE ! JE VOUS AI GREFFÉ CELUI D'UN VALEUREUX RUGBYMAN MORT SUR LE PRÉ LORS D'UN MATCH CONTRE L'ÉQUIPE DE FRANCE !
VEINARD ! ET SA TENUE AVEC !
SI VOUS LE DITES ...
RICOR

Cit.

L'humanité aura fait d'immenses progrès le jour où l'on aura mis au point la greffe de cerveau.

GROSSESSE

n. f. ....

Moyen le plus courant de garantir la survie de l'espèce humaine.

Encycl.

État naturel – la grossesse n'est pas une maladie – attendu avec joie chez une femme normale, en âge dit de procréer, soit hier entre 15 et 50 ans environ, limite aujourd'hui repoussée, du fait de traitements hormonaux performants, de gynécologues un peu fous et de femmes têtues (ou l'inverse), qui veulent encore procréer malgré leur statut d'arrière-grand-mère.
La science a rendu cette situation compliquée avec la procréation médicalement assistée (P.M.A.), la gestation pour autrui (G.P.A.), etc. La grossesse deviendra bientôt un marché coté en bourse si l'on n'y prend garde.
La femme enceinte n'est pas en sucre. Réclamer un arrêt de travail au lendemain d'un coït supposé réussi et performant demeure exagéré, limite scandaleux.
La situation de la femme enceinte lui interdit, par précaution, toute consommation de boisson alcoolisée. Elle compense en soûlant son médecin de questions existentielles, surtout si elle est enseignante. En effet, une enseignante normale accouche en février, ce qui lui donne un an complet d'arrêt de travail, vacances scolaires incluses. On a vu des I.V.G. demandées par la future parturiente, pédagogue pourtant exemplaire, dont l'accouchement tombait par malchance en août. Impensable.

GYNÉCOLOGUE

n. m. ou f. ....

Spécialiste de la femme, *a priori* au sens large, de la fillette prépubère et agitée à la nonagénaire percluse d'arthrose.
Il paraît que certains hommes consultent aussi le gynécologue pour des troubles sexuels, ayant oublié les andrologues, les psychologues, les sexologues, les urologues, les proctologues, voire, pour certains déviants, les zoologues.
Pratiquant une écoute de chaque instant, le gynécologue devient pour beaucoup le confesseur de ces dames. Il donne, entre deux frottis ou mammographies, un semblant d'absolution, pour une conduite parfois limite, confirmant l'idée, alors aux premières loges, que la chair est faible.
Selon Coluche, qui n'était pourtant pas professeur de médecine, c'est un métier accessible aux sourds, car il n'y a rien à entendre par là et on peut lire sur les lèvres.

Cit.

Le gynécologue fait toujours plaisir à son épouse en ne ramenant pas du travail le soir à la maison.

H

HALEINE

n. f. ....

Odeur expirée lors de la respiration ou de la parole, perçue par son interlocuteur. Peut véhiculer – ou pas – une certaine fraîcheur. On ne la remarque que si elle est infecte, qualifiée alors d'halitose. Les médecins comme l'O.R.L. ou l'ophtalmo proches, et pour cause, de leur patientèle, rencontrent beaucoup d'individus qui puent du bec, mais qui hélas, ne consultent pas pour ça.

Cit.
Les moutons courent à perdre haleine.

HÉMORROÏDE

n. f. ....

Douleur qui reste souvent dans les annales. Tuméfaction plutôt anale et saignante, parfois douloureuse en cas de thrombose. Peut être interne (non visible) ou externe. Contrairement au lycée, il n'y a pas de demi-pensionnaire.

C'est une pathologie mal vécue, humiliante, qui s'opère pourtant très bien. Elle jouit d'une mauvaise réputation culturelle, aujourd'hui non justifiée vu le progrès des techniques opératoires.

Cit.

Épuisé par sa semaine de travail, qui lui avait permis d'observer de près un nombre impressionnant d'hémorroïdes, le proctologue se détendait le samedi en faisant un 18-trous au golf d'à côté.

HERPÈS

n. m. ....

Le musée des horreurs.
Maladie virale caractérisée par une ou des efflorescences disgracieuses, à mi-chemin de la peau et des muqueuses, transmises par le baiser ou les rapports sexuels, selon la localisation. On l'appelle aussi pudiquement bouton de fièvre.
L'herpès attaque le visage (lèvres, paupières) ou les organes génitaux (gland, anus, petites lèvres). Dans les deux cas, c'est très moche. Et même parfois très grave. Si l'on dit que l'amour rend aveugle et que le mariage rend la vue, l'herpès peut entraîner la cécité même sans amour, après un contact inopportun, un baiser appuyé et répété ou un destin mal ficelé.
On notera qu'un herpétologue n'est pas un spécialiste de l'herpès, mais des reptiles. Peut-être

parce que certaines vipères lubriques peuvent transmettre l'herpès.

HIPPOCRATE

n. p. ....

Cador de la médecine antique, grand ponte avant la lettre.
Référent et modèle pour les praticiens, figure légendaire de la Grèce antique, Hippocrate a fait passer la médecine du sacré au profane, cinq siècles avant J.-C. sur l'île de Cos.
Un peu cossard, il a fait écrire par ses élèves un traité célèbre, le *Corpus hippocratique*, somme des connaissances un brin farfelues et déjantées de l'époque.
En sa mémoire, et pour la bonne moralité de la carrière à venir, chaque étudiant doit prononcer, et jurer devant son effigie ou sa statue, un serment. Grand moment quand il soutient et sa thèse et sa mère, effondrée par l'émotion.
Ce serment évoque et garantit entre autres, le secret médical. Certains praticiens, plus médiatiques que d'autres et sensibles aux écus sonnants et trébuchants, n'ont manifestement pas tout compris, ayant plutôt prêté le serment d'hypocrite. Le grand maître doit s'en retourner dans son temple.

HÔPITAL

n. m. ....

Clinique du pauvre.
Vaste bâtiment, jadis en briques et peuplé de bonnes sœurs en cornettes et de doctes médecins à barbe vénérable, aujourd'hui fait de béton, verre et acier, et peuplé d'infirmières exténuées et de médecins cosmopolites. On s'y fait soigner, généralement assez bien, de préférence quand on n'est ni trop pressé ni trop regardant sur le contenu des plateaux-repas.
Sinon, on préfèrera la clinique, mais c'est plus cher.
De plus, l'hôpital présente un grave défaut, presque contradictoire avec sa vocation curative première : il se fout de la charité.

HYMEN

n. m. ....

Membrane volatile située à l'entrée du vagin.
Monnaie d'échange dans certaines religions appliquées de manière extrême, catholicisme versaillais ou islam pur et dur.
Son côté intact signe la virginité et peut alors conduire au mariage rituel, appelé avec raison hymen, notamment chez Racine et Corneille. La boucle est bouclée.

HYPOCONDRIAQUE

adj. ....

Malade plus ou moins imaginaire.
Le terme désigne un homme ou une femme ayant tendance à se préoccuper de sa santé et de ses maladies, généralement illusoires, de façon excessive.
C'est le fameux malade imaginaire de Molière, incarné régulièrement par certains V.I.P. comme Michel Drucker ou Woody Allen.
L'hypocondriaque passe son temps à se prendre le pouls et la tension grâce aux appareils bon marché proposés par La Redoute ou sur Le Bon Coin.
Il réclame à son généraliste un ou deux scanners par mois, *a minima*. Angoissé par nature, il ne sera délivré que par la Grande Faucheuse, mais pour de bon cette fois. Il fait vivre le corps médical, certes, mais sans passion, ni enthousiasme. Le médecin traitant, gratifié de sa fidélité pesante d'un tel boulet, aura tendance à adresser le malheureux chez un cher confrère, plutôt psychiatre d'ailleurs, pour un premier entretien souvent incontournable dans le cursus.

I

IATROGÈNE

adj. ....

Situation pathologique liée aux traitements ou à l'environnement hospitalo-sanitaire. Source de conflits médico-légaux et de vociférations écolo-bobos.
Les verts sont dans le fruit, là aussi. Il n'y a pas d'efficacité sans toxicité, pas de recto sans verso. Le risque zéro n'existe pas, sauf à se traiter par les tisanes ou les prières à la lune, mais dans ce cas, le risque de mourir avant la date prévue par son ADN, les cartomanciennes ou Françoise Hardy avoisine les 100 %.
Louis XIV est l'exemple type de celui touché par une maladie iatrogène, ayant subi une fistule palatine suite à l'ablation d'une dent, laissant communiquer un sinus du nez et la cavité buccale, d'où une haleine de poney. Mme de Montespan lui disait souvent : « Louis, vous puez de la gueule ». Comme quoi on peut avoir un beau château et un palais pourri. Et accessoirement une femme vulgaire.

IMPLANT

n. m. ....

Technique permettant de remplacer, par un substrat naturel ou artificiel, une fonction ou un organe lorsqu'ils se mettent à partir en vrille.
On évoque des implants :
- contraceptifs, glissés sous la peau, qui distillent avec amour et lenteur de la progestérone pour éviter un enfant. Petit bâtonnet cylindrique qui évite les méfaits du gros bâton cylindrique de Monsieur ;
- mammaires, pour faire illusion, source parfois de procès si la prothèse, comme son constructeur, se dégonfle ou s'altère ;
- dentaires, le spécialiste échangeant les pièces métalliques du porte-monnaie de son patient contre d'autres pièces métalliques fixées sur sa mandibule défaillante ;
- capillaires, autrement dit micro-greffes maxi-onéreuses, pour chauve qui n'assume pas ;
- sensoriels, pour parer à la surdité, ou oculaires, pour le traitement de la cataracte.

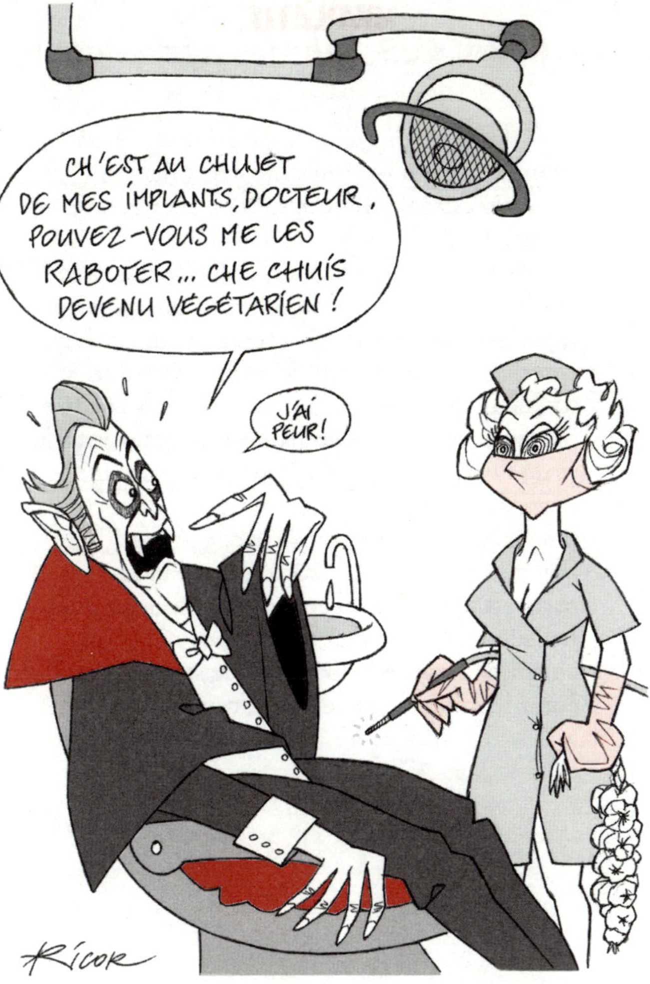
CH'EST AU CHUJET DE MES IMPLANTS, DOCTEUR, POUVEZ-VOUS ME LES RABOTER... CHE CHUIS DEVENU VÉGÉTARIEN !
J'AI PEUR !
RICOR

INFARCTUS
(ou INFRACTUS, chez les dyslexiques)

n. m. ....

Manière de mourir qui évite généralement les longs débats éthiques sur la prolongation artificielle de la vie.
L'infarctus est avant tout une nécrose tissulaire douloureuse. Le plus connu reste l'infarctus du myocarde, par obstruction soudaine des artères coronaires. Il repose sur des signes cliniques nets (douleur thoracique aiguë irradiant vers le cou et le bras gauche), confirmés par l'électrocardiogramme et un dosage d'enzymes. Cette situation, due à un manque d'oxygène, peut atteindre d'autres organes : intestin grêle (mortel), rate, etc.
Souvent déformée en infractus, la lésion myocardique ne tue cependant pas toujours le malade. Peut se traiter par médicaments, par chirurgie (pontage), par pose de stent, voire d'un cœur tout neuf (greffe ou cadeau Carmat).

Cit.

« Infarctus est un des pluriels irréguliers de la langue française. On dit un infarctus, des obsèques. » (Francis Blanche)

INFIRMIÈRE

n. f. ....

Fantasme le plus connu du monde médical et du cinéma de série Z, pour lequel elle a toujours de gros seins et jamais de culotte. Ce qui n'a rien d'automatique ou de désobligeant.

Encycl.

Jadis, principale collaboratrice et bras droit féminin du médecin, revêtue de sa blouse virginale, l'infirmière doit composer aujourd'hui avec son homologue mâle. Elle doit faire preuve de patience, de technicité et de tolérance envers tous : docteurs, patients et institutionnels, dont sa supérieure hiérarchique. Cette dernière répondait hier au doux nom de surveillante et encadrait tout. Aujourd'hui, on l'appelle cadre de proximité et ne surveille plus grand-chose.

Sa polyvalence, souhaitée par le ministère, l'entraîne donc, hélas, vers une multi-incompétence. Qui trop embrasse mal étreint. Il faut être administratif pour l'ignorer et médecin pour le vivre. Certaines vont au bout de leur passion, et se spécialisent : puéricultrices, infirmières de bloc opératoire ou anesthésistes, infirmières en psychiatrie, etc.

L'infirmière remplace la religieuse des anciens hospices, le côté affectif et la disponibilité en moins. L'envolée des vocations et l'arrivée des 35 heures ont eu raison de tout. Elle défile aussi régulièrement dans la rue avec ses collègues pour dénoncer son petit salaire et ses conditions de travail de plus en plus infernales. Et là, on ne peut pas lui donner tort.

INTERNE

n. m. ....

Pilier hier viril des services hospitaliers, aujourd'hui maillon plutôt féminin, Émilie, Amandine ou Séverine ayant succédé à Thomas, Arnaud ou Romain.

Encycl.

Jeune savant de la chose médicale, en cours de formation pratique, l'interne sert souvent de nègre moderne aux vieux patrons, qui maîtrisent mal Google ou PowerPoint. Il gère ainsi leurs diverses communications (articles, mémoires, discours, etc.) S'il lui reste encore un peu de temps, il rédige sa propre thèse, entre 2 heures et 4 heures du matin.

L'interne assure l'encadrement de l'externe. Il entoure volontiers le personnel soignant féminin avec tendresse, afin d'entretenir la légende. Son zèle, sa gentillesse et sa compétence lui permettront de briguer un poste de chef de clinique, première marche vers une éventuelle carrière universitaire.

Il vit et tente de se reproduire à l'internat, où il/elle noue un réseau de futurs correspondants, initié par ces solides et juvéniles amitiés. À intervalles réguliers, il organise des « tonus », auxquels il participe pour oublier la misère du monde, et pas seulement médical.

Attention ! Ne pas confondre ex-interne des hôpitaux de Paris – A.I.H.P. – et ex-interné des hôpitaux de Paris. Il s'agit pourtant parfois du même individu.

K

KINÉSITHÉRAPEUTE

n. m. ....

La main de masseur, juste là où il faut.
Homme – ou femme – aux mains d'or, le kinésithérapeute prodigue des soins remboursés par la Sécu, contrairement à ceux de ses homologues féminines et asiatiques, spécialistes du body-body, massage où la masseuse donne de sa personne et peut tomber sur un os, variante alors des sports de glisse.
Le kiné est souvent considéré comme le bras droit du chirurgien orthopédiste, en suite de soins.
Dans les années 1970-1980, la filière était surtout suivie par des lycéens dilettantes et sportifs, souvent qualifiés de branleurs par les profs. Il possède aujourd'hui des appareils savants et sophistiqués, auxquels il délègue une partie des tâches prescrites par le corps médical, après réglages.
Il peut aussi diriger bénévolement, mû par son côté charitable, l'aquagym du soir à la piscine communale, variante saine et non remboursée de la balnéothérapie, marquée par la féminité, la grâce (parfois avec deux « s ») et la sénescence débutante.

KNOCK

n. p. ....

Célèbre médecin imaginé par Jules Romains, incarné par Louis Jouvet, qui l'a immortalisé, au théâtre puis au cinéma, dans *Knock ou le triomphe de la médecine*.
Pièce mythique, où la célèbre réplique « ça vous gratouille ou ça vous chatouille ? », illustre le côté manipulateur que peut avoir la médecine. Cette comédie féroce égratigne allègrement le monde médical, donnant de lui une image peu scientifique, mais ô combien commerciale, tout en se moquant au passage de la crédulité de la patientèle. Vous avez dit réaliste ?

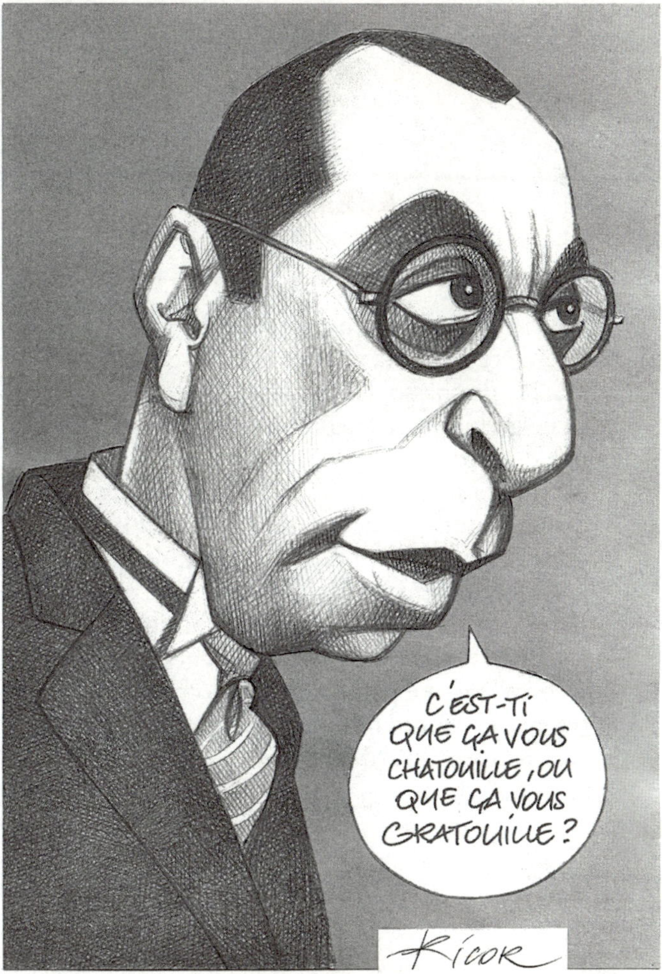
C'EST-TI QUE ÇA VOUS CHATOUILLE, OU QUE ÇA VOUS GRATOUILLE ?
RICOR

Louis Jouvet

L

LAVEMENT

n. m. ....

Troisième élément du triptyque thérapeutique cher à Molière – avec la saignée et la purge – dans le but louable de chasser les miasmes. De toute façon, si ça ne guérit pas, ça débarrasse et ça ne peut faire que du bien.
Moment moyennement rigolo, sauf en cas d'amour immodéré de cette pratique, à la limite psychiatrique, d'où l'expression « drôle comme une poire à lavement ».
Lavement hier « opaque » par définition pour les médecins, car baryté et radiologique, à la recherche d'une pathologie colorectale, il est remplacé aujourd'hui par l'endoscopie et l'imagerie reconstituée (I.R.M.)

M

MALADE

adj. ou n. m. ou f. ....

Individu, genre *homo sapiens sapiens* – homme, femme, enfant, vieillard –, normalement doté de vingt-trois paires de chromosomes en état de marche, soudainement défaillant. Il fera préciser la nature de son mal-être par une consultation auprès d'un homme de l'art, dit médecin, qui dévoilera ou non la nature du mal, selon son degré d'incompétence.
Le plaignant peut simplement se croire malade.
On le traitera alors d'hypocondriaque. Il bénéficie d'un diagnostic qui repose sur un examen clinique, conforté par d'autres investigations (biologie, imagerie). Cet entretien, appelé parfois « colloque singulier » par les philosophes, finit par la rémunération du médecin, au montant variable. Parfois ridicule – 23 euros – ou excessif – plusieurs centaines d'euros –, selon le quartier plus ou moins chic où exerce, ou réside le médecin, l'étendue des besoins de sa jeune épouse en vêtements ou vacances, la gourmandise de sa berline à la pompe, etc.
Le malade confie parfois ses états d'âme et son destin à une médecine dite parallèle : rebouteux, mage, guérisseur, prêtre vaudou, bénédictin, pages

santé d'un magazine féminin, etc. Dans ce cas, le prestataire demandera une gratification, de toute façon non remboursée, dont le malade (vrai ou imaginaire) ne contestera jamais le montant.

Cit.

« 300 euros juste pour me prendre la tension et m'ausculter ? Non mais, docteur… Vous êtes malade ! »

MALADIE SEXUELLEMENT TRANSMISSIBLE

gr. n. f. ....

Maladie d'amour, maladie de la jeunesse… mais pas seulement.

Encycl.

La M.S.T. d'autrefois, devenue, plus généralement, I.S.T. (infection sexuellement transmissible). La plus célèbre restant la « chaude pisse », infection génitale due au gonocoque et au tourment d'amour. Elle se caractérise par un écoulement urétral cuisant chez l'homme, des leucorrhées irritantes chez la femme et se retrouve parfois associée à d'autres maladies vénériennes : syphilis (grande vérole), SIDA, condylomatose, etc.
Autrefois, la chaude pisse s'attrapait dans les bordels. Aujourd'hui, il suffit de s'adresser à de belles touristes tarifées, roumaines, africaines, russes ou autres si affinités, pour en choper une carabinée. Il ne faut surtout pas laisser faire Dame Nature sans traitement, sous peine de voir apparaître des rétrécissements (sténose) ou des fistules urétrales dans tous les sens. Et c'est trop tard. Dans ce cas, il n'y a plus qu'à consulter un professeur de flûte, qui apprendra à l'intéressé comment mettre les doigts sur sa verge, pour ne pas se pisser sur les godasses.

La société tente de vaincre les I.S.T. par l'usage généralisé des préservatifs en tout genre. Encore faut-il le mettre au bon endroit. Le Vatican, en son auguste sagesse, propose de le mettre à l'index. Ce n'est pas là où il s'avère le plus efficace.

MÉDECIN DE LA SÉCURITÉ SOCIALE

gr. n. m. ....

Médecin qui travaille 35 heures, mais par mois. Le médecin de la Sécu est, la plupart du temps, un praticien qui n'a jamais pratiqué, ou très peu. Ou alors c'est un ex-généraliste usé, qui a oublié sa médecine et ainsi a échappé au burn-out et au suicide. Il tente de s'en souvenir uniquement les jours ouvrables, aux heures ouvrables, excepté le vendredi après-midi et le mercredi après-midi. Il se venge de son confrère libéral en le malmenant par ses contrôles inopinés, pouvant tourner au harcèlement. Il s'appuie volontiers sur ses collaboratrices – infirmières et secrétaires, qui partagent la même passion du travail et des congés – pour asseoir son diagnostic, son autorité, faire le courrier et le café. Petit jeu : tout patient constatant qu'un médecin de la Sécu décide de quitter son job pour s'installer en ville gagne dix consultations gratuites, un lot d'arrêts de travail et/ou une place prioritaire en É.H.P.A.D. pour sa belle-mère.

Cit.

Mon mari est médecin de la Sécu et moi, je ne travaille pas non plus.

MÉDECIN LÉGISTE

gr. n. m. ....

Praticien spécialisé en médecine légale, notamment dans les autopsies de cadavres. Très envié par ses confrères, car ses patients, très détendus, ne se plaignent jamais.

MÉDICAMENT

n. m. ....

Petite pilule qui peut quand même tuer quand elle ne guérit pas.

Encycl.
Le médicament se prescrit sous diverses formes galéniques : ingérables (comprimés, cachets, gouttes, etc.) ou injectables (intraveineuse, intrarectale). Certains médicaments s'avèrent inutiles, hors leur effet placebo, d'autres toxiques, comme le célèbre Médiator®. Plus ou moins coûteux, la plupart des médicaments demeurent heureusement efficaces.
À partir d'un certain âge, dans tous les intérieurs, le buffet de la cuisine ou de la salle à manger se charge de petites pilules de toutes les couleurs, histoire de bien mémoriser les traitements. Ce qui n'est pas d'une grande utilité quand Alzheimer s'en mêle.
Le médicament aussi fréquemment appelé médoc, avec un petit « m ». Ne pas confondre avec le Médoc, avec un grand « M ». Le Médoc, classique vin des malades, ce qui fait sourire les Bourguignons, confirmant ainsi que leur vin reste celui des biens portants. Vieille querelle intestine franco-française par vignoble

interposé. Le Médoc, lui, n'est pas encore remboursé, même par les mutuelles agricoles. Ingratitude.

Cit.
« Il y a quand même des médicaments qui soignent ! » Marisol Touraine, ministre de la Santé, dite MST par les humoristes qui ont la santé.

MÉNOPAUSE

n. f. ....

On ne peut pas être et avoir tété.
Stade hormonal, redouté et craint par la femme, volontiers retardé par elle, qui souhaite vivre une éternelle jeunesse, étape marquée entre autres avec la fin des règles. S'associe, hélas, à cette paix hygiénique un cortège délétère associant bouffées de chaleur, sautes d'humeur et prise de poids. La ménopause, c'est la transition calendaire entre deux âges, celui de la mère et celui de la grand-mère, entre l'âge de ne plus faire d'enfants et celui de garder ceux des siens. C'est une période bénie pour la cougar, qui peut enfin y aller sans retenue avec ses amants trentenaires sans craindre de repeupler la planète.
La ménopause peut être naturelle, fruit de l'outrage du temps qui passe, voire artificielle, médicale (chimique), chirurgicale (ablation des ovaires) ou radiothérapique.
Certaines femmes bénéficient par choix ou par nécessité (ostéoporose) d'un traitement hormonal

substitutif de la ménopause (dit T.H.S.) à base d'hormones, à la fois pour une meilleure vie sexuelle (la glisse bénéfique) et pour éviter les fractures du col ou du poignet (la glisse maléfique).

MICTION

n. f. ....

Action d'uriner chez le mammifère.
Si la femme pisse assise, l'homme, grâce à son robinet particulièrement bien adapté, gère sa miction debout, bien que la station assise soit de plus en plus conseillée, autant par respect pour la prostate que pour la femme de ménage qui, ainsi, n'a pas à essuyer les traces douteuses et goutteuses autour de la cuvette.
Il existe des mictions célèbres, comme celle du Manneken-Pis à Bruxelles ou de Gérard Depardieu dans un avion, sous les yeux d'une hôtesse éberluée. Voire celle incontrôlée, quand on pisse de rire.
Les troubles de la miction viennent avec le temps, ainsi l'incontinence chez la femme, en rapport avec les accouchements et le grand âge, et la rétention chez l'homme, due aux troubles de la prostate. C'est la fameuse miction impossible.

Cit.
Un plumitif allant fréquemment aux toilettes dans un ministère est parfois appelé chargé de miction.

MIGRAINE

n. f. ....

Douleur de la tête, ou céphalée, limitée à sa moitié, renforcée par la lumière. Les causes en sont diverses et jamais faciles à élucider. Elle peut aussi être, chez l'homme qui a un cerveau, le premier signe d'une vraie pathologie cérébrale.
Dans les blagues des Trente Glorieuses, chez certaines femmes, la migraine est toujours prétexte pour aller au lit plus tôt que prévu et repousser les assauts conjugaux. Rien n'est simple. N'empêche que si Mme Hitler avait été migraineuse, la destinée du monde en eût sans doute été changée.

Cit.
Il est à peu près établi scientifiquement que Mme Samothrace n'a jamais eu de migraine de sa vie.

MINISTRE DE LA SANTÉ

gr. n. m. ....

Membre du gouvernement qui, par empathie, travaille comme un malade.

Encycl.
Haut fonctionnaire issu de l'ENA ou équivalent, parfois suffisant et sourd, voire homme ou femme politique, rarement médecin, hélas. Il doit gérer, lors d'un passage généralement éclair au gouvernement, tous les secteurs de la santé en France.

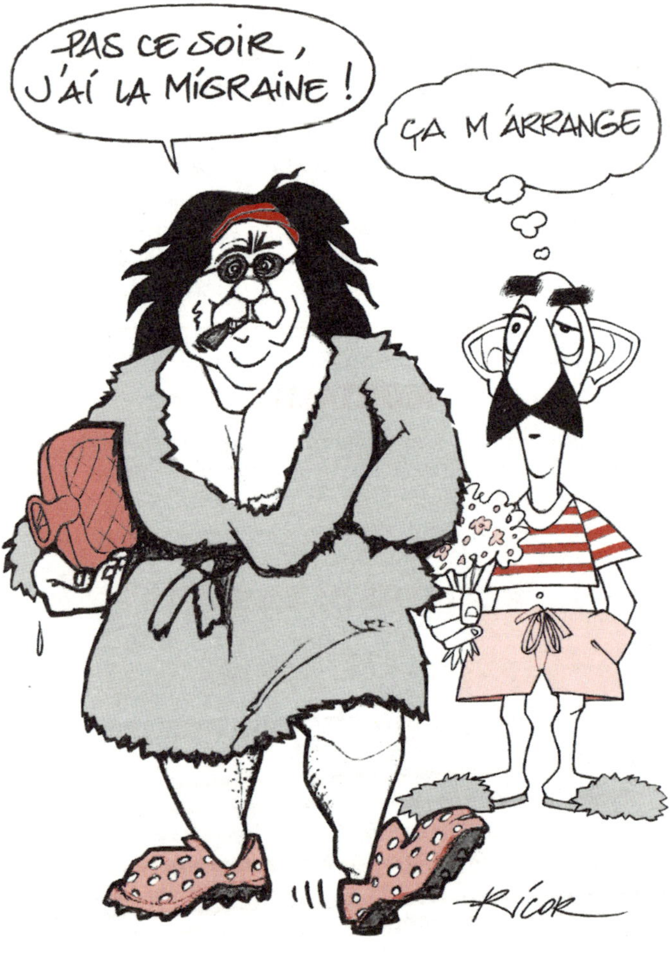
PAS CE SOIR,
J'AI LA MIGRAINE !
ÇA M'ARRANGE
RICOR

Traite les problèmes par rustine ou homéopathie, plutôt que par la chirurgie radicale et préventive. Souvent donc plus délétère qu'efficace. À sa décharge, son rôle est peu enviable. Beaucoup se cassent les dents, à un moment où les dentistes, comme d'autres professions de santé, évoluent dans un désert médical absolu. Le ministre s'entoure de conseillers germanopratins, jamais malades, arrogants de bonne santé, donc à mille lieues de la réalité.
Quelques ministres méritent toutefois un hommage appuyé. Simone Veil, pour avoir légalisé l'I.V.G. et ainsi sauvé la vie de milliers de femmes. Michèle Barzach, gynécologue, toujours à l'écoute de la profession. Jean-François Mattéi, qui, à défaut d'avoir su gérer la canicule de 2003 en France, manie l'éthique et la philosophie médicales comme personne. Beaucoup d'autres auraient mérité de consulter, afin de se guérir leur phobie du médecin ou du malade, voire des deux à la fois.

MORTALITÉ

n. f. ....

Principale ennemie du corps médical.
Tous les professionnels de santé ont pour objectif commun de voir baisser son taux régulièrement et dans tous les secteurs : route, néonatalogie, météo (canicule), etc.
Avec « morbidité », maître-mot des communications médicales, écrites ou orales lors des congrès. C'est à qui mentira le mieux en truquant, sans honte, ses chiffres de morbi-mortalité, avec une mauvaise foi flagrante et un sourire figé. De toute façon, un malade qui meurt sort des statistiques.
L'immortalité, elle, reste un vœu pieux, hormis pour quelques académiciens français, qui font semblant d'y croire. Merci Alzheimer.

N

NÉVROTIQUE

adj. ....

Terme médicalement correct sous lequel on rassemble un certain nombre d'emmerdeurs professionnels présentant différents tableaux cliniques : hystérie, obsession, phobie, neurasthénie, hypocondrie.
On a là tout un panel de maladies des nerfs assez communes, qui risquent de devenir ennuyeuses pour celui qui subit le névrosé au quotidien : par exemple, les toqués du ménage, les compulsifs – jeux, drogues, boissons, sexe – parfois même le tout mélangé. Pour les plus calmes, on peut trouver les collectionneurs, d'objets divers et variés, voire avariés.
Clients bénis pour les psychiatres, les névrosés représentent un fonds de commerce inépuisables remplaçant même les somnifères chez leur thérapeute favori, usé par l'écoute. Mais, ne sommes-nous pas, au sens large, tous des névrosés qui nous ignorons ?

Cit.
« Un psychotique, c'est quelqu'un qui croit dur comme fer que 2 et 2 font 5, et qui en est pleinement satisfait. Un névrosé, c'est quelqu'un

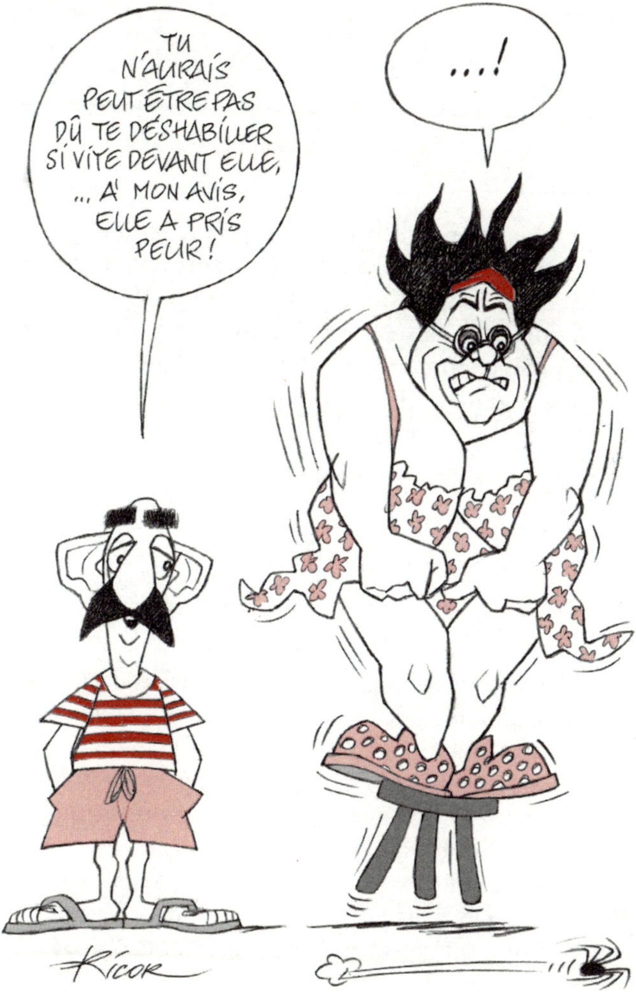
TU N'AURAIS PEUT ÊTRE PAS DÛ TE DÉSHABILLER SI VITE DEVANT ELLE, ... À MON AVIS, ELLE A PRIS PEUR !
...!
RICOR

qui sait pertinemment que 2 et 2 font 4, et ça le rend malade ! » (Pierre Desproges)

NEZ

n. m. ....

Appendice nasal chez l'homme et la femme. Le nez sert à distinguer les fragrances d'un numéro de 5 de Chanel (ou d'un Haut-Brion 1961) des remugles de la station d'épuration d'à côté. En revanche, pour trouver des truffes, l'homme a besoin d'un cochon ou d'un chien, ce qui lui rabaisse pas mal son caquet.

NOMBRIL

n. m. ....

Élément anatomique, plus ou moins disgracieux, situé au milieu du ventre, cicatrice indélébile du cordon ombilical, à l'hygiène parfois douteuse. S'orne de plus en plus d'un piercing en argent ou en diamant. En plastique quand on n'a pas les moyens. Tel Salvador Dali, qui voyait en la gare de Perpignan le centre cosmique du monde, certains voient dans leur nombril le centre de la galaxie, démontrant ainsi une modestie à toute épreuve.

DE L'IMPORTANCE D'AVOIR DU NEZ POUR BIEN GOUVERNER

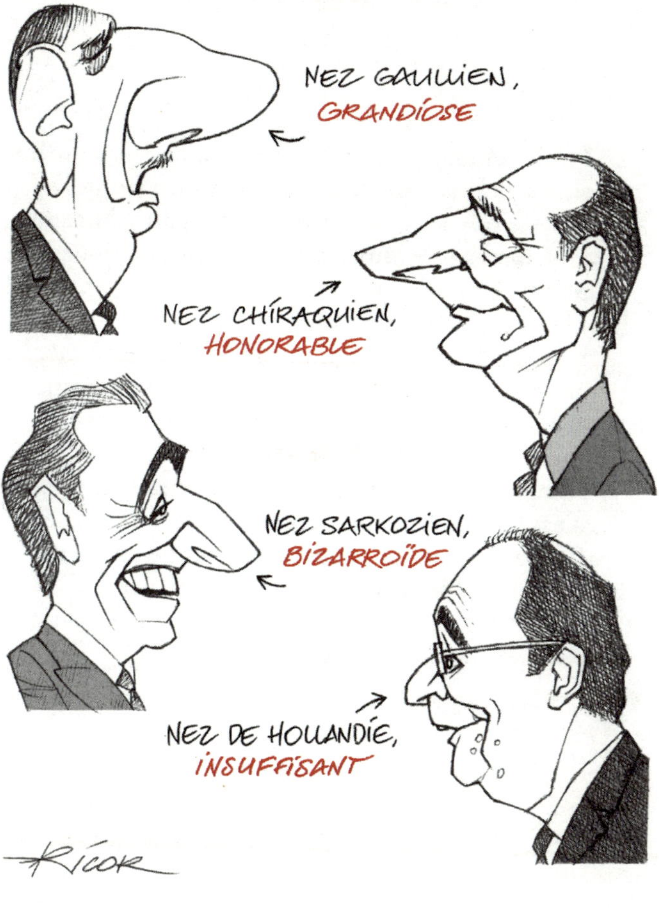
NEZ GAULLIEN,
GRANDIOSE
NEZ CHIRAQUIEN,
HONORABLE
NEZ SARKOZIEN,
BIZARROÏDE
NEZ DE HOLLANDIE,
INSUFFISANT
Ricor

O

OBÉSITÉ

n. f. ....

Fléau des temps et des sociétés modernes, au même titre que la téléréalité, les radars automatiques et l'intégrisme religieux. Touche plus particulièrement les femmes et maintenant les enfants, de milieux plutôt défavorisés.
Les obésologues médicaux rivalisent avec les spécialistes chirurgicaux de la « sleeve gastrectomie » ou du « by-pass ». Pas de semaine sans que la télévision ne nous offre des émissions sur le secret du bonheur retrouvé pour nos compatriotes en surpoids, conséquences heureuses d'exploits techniques par nos barbiers modernes.
Curieusement, quelques patientes, qui tournent autour de 150 kg avouent ne rien manger…
Mince, alors ! Leurs analyses trouvent parfois un peu de sang dans leur cholestérol.

ŒIL

n. m. ....

Organe de la vision. Va généralement par paire, sauf chez les cyclopes.
Les yeux sont souvent chargés par le cerveau de transmettre les sentiments : haine, colère, amour, tendresse, complicité, etc. Siège de nombreuses maladies, souvent liées à l'âge, comme la cataracte ou la D.M.L.A. (dégénérescence maculaire liée à l'âge), et de dysfonctionnements plus ou moins gênants (myopie, astigmatisme, strabisme, hypermétropie).
À noter qu'on peut avoir de très bons yeux et être aveugle au monde qui nous entoure.

ORDONNANCE

n. f. ....

Hiéroglyphes sur papier à en-tête.

Encycl.
L'ordonnance du médecin précise toujours les qualités du signataire, agrémentées de titres souvent ronflants. C'est très chic et ça rassure le patient, qui se dit au moins que le toubib n'a pas trouvé son diplôme dans une pochette-surprise.
L'ordonnance est la courroie de transmission entre un soignant et un autre membre du corps médical ou paramédical, parfois renouvelable, mais pas toujours. Faut bien vivre, hein ?

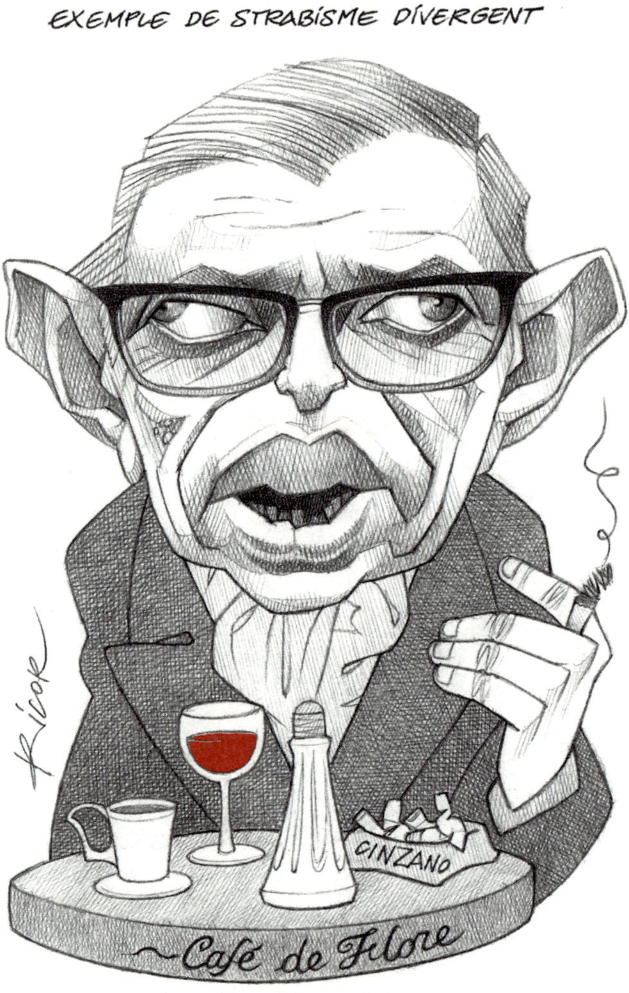

JEAN-PAUL SARTRE

L'ordonnance a surtout la caractéristique, quand elle est manuscrite, d'être totalement illisible. Pour un œil non exercé, quelque chose entre la calligraphie arabe du haut Moyen Âge et l'écriture birmane. On imagine ainsi aisément le martyre enduré par Champollion devant les hiéroglyphes de la pierre de Rosette. Seul le pharmacien s'y retrouve, plus par tâtonnement et habitude que par véritable génie du décryptage. La tendance est tout de même aujourd'hui au remplacement de l'ordonnance manuscrite par un document informatisé, donc impersonnel.
Elle s'échange en fin de consultation contre un ou deux billets de 50 euros parfaitement lisibles, eux.

OREILLE

n. f. ....

Organe externe servant à entendre, des choses intelligentes comme des conneries sans nom. Vont par paires et font le régal des caricaturistes quand ce sont celles du prince Charles ou de Gainsbourg. Les oreilles ont généré toute une kyrielle de synonymes argotiques, tous plus pittoresques les uns que les autres : feuilles de chou, portugaises (toujours ensablées), écoutilles, esgourdes, cages à miel, étagères à mégot (ou à crayon), etc.

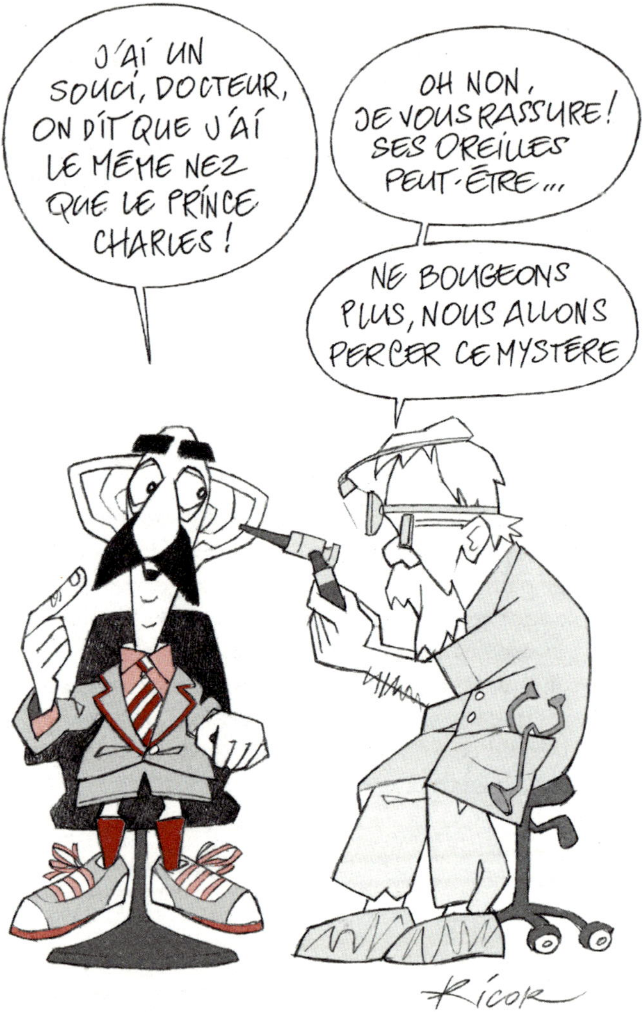
J'AI UN SOUCI, DOCTEUR, ON DIT QUE J'AI LE MÊME NEZ QUE LE PRINCE CHARLES !
OH NON, JE VOUS RASSURE ! SES OREILLES PEUT-ÊTRE...
NE BOUGEONS PLUS, NOUS ALLONS PERCER CE MYSTÈRE
RICOR

OVAIRE

n. m. ....

Glande endocrine et exocrine, qui sécrète des hormones pour la féminité et des ovules pour la postérité. Situé normalement dans le pelvis, l'ovaire va par deux, comme le testicule, les Dupondt et les motards de la gendarmerie.
L'ovaire est le siège de pathologies classiques – tumeur, cancer (dit tueur silencieux) – ou moins graves (grossesse, kystes chevelus ou dentés). La présence de poils dans une tumeur embryonnaire de l'ovaire ne signifie pas forcément que la porteuse est une femme à barbe.
En milieu de cycle, l'ovulation induit une douleur liée à la ponte ovulaire, car la femme, telle la poule, pond. Rien de macho, c'est juste la nature.

P

PARANOÏAQUE

adj. ....

Se dit de quelqu'un à côté de ses pompes, qui évolue dans un monde parallèle aux autres. Bleuler, psychiatre allemand, désigne plus précisément ainsi ceux qui ont changé de sillon, qui ont pris un sillon voisin, un sillon d'« alien », comme disent les Anglais, et qui s'y tiennent. Un bon exemple en est donné par nos présidents de la République, qui veulent avant toutes choses se faire réélire, alors que tout le peuple s'en fiche éperdument.

PATIENT

n. m. ....

Individu qui porte très mal son nom.
Pauvre hère plus ou moins malade, dont la caractéristique première demeure l'impatience. Toujours pressé de passer chez le médecin, voire avant son tour, mais une fois dans la place, ne sait plus en repartir.
Il sort détendu suite au colloque, confirmant la

vertu placebo du bon médecin. Certains praticiens sont plus patients, donc méritoires, que leurs malades, comme, par exemple, les psychiatres ou les gynécologues.

PÉDIATRE

n. m. ....

Spécialiste en pathologie infantile, qui ne voit que des enfants en bonne santé.
Il régule l'alimentation, la diététique et le calendrier des vaccinations. Se régale des jolies mamans ou des jeunes papas, quand le pédiatre est une cougar.
Il adresse à l'hôpital le plus proche ses jeunes malades dès qu'ils couvent ou présentent une maladie, alors que la famille a bêtement zappé le médecin de famille, pourtant très compétent. Ce qui fait du pédiatre le confrère honni des généralistes.
On évitera de confondre le pédiatre avec le pédophile. Ce dernier aime aussi les enfants, mais beaucoup trop, aux yeux de la justice des hommes.

PÉDOPSYCHIATRE

n. m. ....

Docteur un peu particulier, qui a vu plein de dessins animés.

Encycl.

Il s'agit d'un psychiatre qui s'obstine à deviser en gaminolangue, voire en « parler bébé », afin d'échanger avec son jeune interlocuteur. Lequel ne comprend pas pourquoi ses parents l'emmènent voir un docteur qui le fait dessiner ou tripoter de la pâte à modeler. D'où son souhait de revenir voir le gentil monsieur qui lui offre une salle de récréation géante pour lui tout seul. Dans ce cas, on dit que le spécialiste sait faire revenir les lardons.

Le praticien peut aussi vertement tancer les excès de zèle de certains géniteurs un peu frustres. Surtout lorsque ceux-ci, pour démontrer leur fermeté éducative, accrochent les petits aux radiateurs, les enferment à la cave ou les assoient sur le poêle à bois brûlant. Non mais, qui c'est qui commande, ici ?

Ainsi, en emmenant la prunelle de ses yeux voir un pédopsychiatre, le couple risque d'exploser, éternel problème de l'œuf et la poule, avec, en l'occurrence, ici, un poussin au centre des débats et des ébats.

PHARMACIEN

n. m. ....

Diplômé de la faculté qui a le choix au sortir des études entre la biologie, l'industrie ou le petit commerce, optant souvent pour le dernier choix, nettement plus rémunérateur que les deux premiers.

Encycl.

Pour le grand public, le pharmacien – appelé autrefois apothicaire – est un épicier spécialisé, avec monopole, s'il vous plaît, dans la vente de produits médicaux et paramédicaux. Pour autant, il déteste que ses contemporains le prennent pour un banal boutiquier, même dans une galerie marchande de grande surface. Car il se flatte de pouvoir donner des conseils médicaux divers, parfois plus lucratifs que judicieux.
Il se plaint constamment, mais comment lui donner tort, d'être envahi de paperasse, entre la Sécu, les mutuelles, le fameux tiers payant, et les ordonnances illisibles des chers docteurs du quartier, associant pattes de mouches, arabesques et hiéroglyphes.
Ce vendeur haut de gamme, bac + 7, reçoit avec effroi toute demande de préparation galénique d'un autre âge. Une prescription de suppositoire fait main, au beurre de cacao, demandée par un dinosaure en blouse blanche, même issu de la faculté de médecine de Paris, l'agace prodigieusement.

PHIMOSIS

n. m. ....

Zézette mal foutue.
Le phimosis est une malformation tissulaire cutanéo-muqueuse, située à l'extrémité de la verge, empêchant le bon décalottage du gland par le prépuce. Source d'infection, et de gêne dans les rapports intimes. Excèdent de « peau », le prépuce est aussi sectionné rituellement lors des baptêmes juifs (par le mohel au septième jour) ou musulmans (par le grand mufti, avant l'âge de 11 ans).
On rapporte que Louis XVI en aurait été atteint. De là à interpréter sa mort comme une erreur

médicale, avec ordre de lui couper la tête plutôt que le prépuce, il y a un pas que la plupart des historiens n'osent pas franchir.

PLACEBO

n. m. ....

Médicament supposé bénéfique, remplacé, plutôt en urgence, par un produit inoffensif, genre sucrette du commerce.
Le placebo se prescrit avec enthousiasme, théâtralité et conviction par le médecin.
Cette attitude paraît scandaleuse au personnel paramédical, qui préfère voir le médecin mené en bateau par des hystériques.
Les infirmiers ou infirmières pétris d'agriculture biologique, de macramé et de yoga, lui préfèrent des séances de relaxation, variante institutionnalisée de placebo, de même que les cures, les massages ou autres thérapies de relaxation, où l'on ouvre tout grand ses chakras et son portefeuille.

POMMADE

n. f. ....

Forme galénique de médicaments, avec initialement la pomme comme excipient, d'où

son nom, permettant une application locale de produits prétendument actifs pour traiter ou prévenir une lésion locale (dermatose, inflammation, douleur, etc.).
Très prisée par le bon peuple, l'application de pommade tient plus souvent de rites chamaniques, surtout quand les écolos s'en mêlent avec leurs décoctions à base de crottes de chèvres ou de fleurs des champs.

PRÉSERVATIF

n. m. ....

Petit chapeau à multi-usages (prévention des M.S.T., contraception masculine).
Préconisé par le corps médical, le préservatif ne se met pas à l'index (voir Maladie sexuellement transmissible), comme le conseillent les autorités vaticanes, mais sur une verge en pleine forme. De préférence avant tout rapport sexuel pour un maximum d'efficacité. Après, c'est déjà moins intéressant.
Le préservatif se vend sans ordonnance en pharmacie, dans les aéroports, avant de s'envoyer en l'air, sur les trottoirs des grandes villes, dans les gares et les toilettes d'autoroute. Devant un distributeur automatique, attention à ne pas le confondre avec le kit rasage ou brosse à dents.

PRIAPISME

n. m. ....

Comme les scouts, toujours prêt.
Le priapisme se définit comme un état d'érection soudain et quasi permanent. Dit comme ça, c'est plutôt sympa, mais pas vraiment, car c'est aussi très douloureux : un bonheur n'arrive jamais seul.
Dysfonctionnement lié à la présence excessive de sang dans les corps caverneux de la verge, elle-même liée à un caillot mal placé. C'est parfois le signe d'une leucémie ou le résultat inattendu de traitements injectables contre l'impuissance. Le traitement demeure chirurgical et en urgence avec, à la clef, une séquelle malheureuse, l'impuissance définitive. Pas de chance.
Le mot vient du dieu grec Priape, fils de Dionysos et d'Aphrodite, dont on dit qu'il faisait fréquemment bande à part. Par extension, on traite volontiers de priapiques certains hommes réputés pour ne penser qu'à ça, comme Henri IV ou DSK, voire un vieux membre de l'Académie française. Mais c'est un secret médical.

PSYCHANALYSTE

n. m. ....

Clinicien qui a longtemps hésité entre la fac de lettres et celle de médecine.

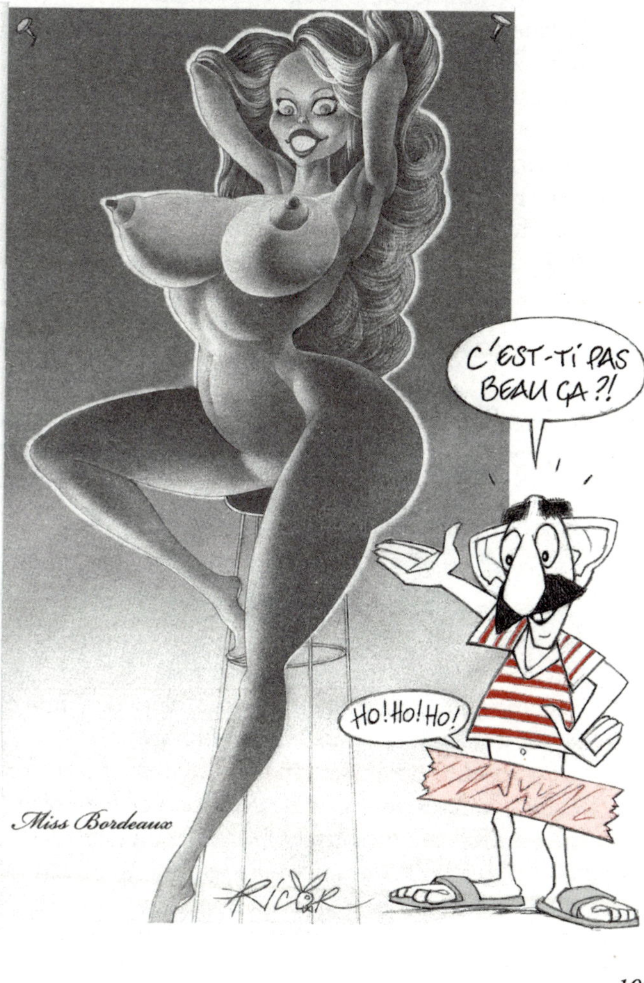
Miss Bordeaux
C'EST-TI PAS BEAU ÇA ?!
HO! HO! HO!

Il reçoit ses patients plusieurs fois par semaine et pendant de longs mois, après les avoir couchés d'abord sur une liste d'attente, puis sur son divan. Comme dit le célèbre psychanalyste Jacques Lacan, il doit faire l'âne pendant que son patient raconte sa vie. Le psy retient les trucs marrants censés sauver l'intéressé et les lui traduit, genre rêves abracadabrantesques. Cela s'appelle l'interprétation. S'il a visé juste, la vie du patient s'en trouvera bouleversée. On parle alors de transfert réussi. Comme le transfert de fonds entre la poche du patient et celle du psychanalyste, qui exerce rarement par philanthropie.

Cit.
« Mes films sont une sorte de psychanalyse. Sauf que c'est moi qui suis payé, ce qui change tout. » (Woody Allen)

PSYCHIATRE

n. m. ....

Médecin spécialiste, à la culture vaste et polymorphe, censé régler les problèmes de l'âme et ses désordres, passagers ou chroniques.
Le psychiatre est souvent montré du doigt par ses chers confrères, toujours bien contents de le trouver, même s'il demeure souvent lui-même un peu atteint. Difficile en effet, dans un milieu psychiatrique, de différencier parfois le soignant du soigné.

Le métier se décline selon diverses affinités pas toujours avouables, généralement en lien de près ou de loin avec la libido, voire celle du médecin. Notez les sous-spécialités : pédopsychiatre, psychanalyste, expert judiciaire. Ne rions pas trop tout de même. Tous les ans, un ou deux psychiatres paient un lourd tribut à la science et meurent assassinés par leurs patients, des dingues authentiques.

Cit.
Si un psychiatre avait déjà transformé un fou en saint, il pourrait se prendre pour un Dieu et ça se saurait.

PSYCHOLOGUE

n. m. ....

Élève éloigné de Socrate, le copain d'Alcibiade, et Pythagore, le père du théorème, le psychologue aide son prochain à comprendre pourquoi il est malade, sans toutefois pouvoir le guérir, à la différence du rebouteux ou du généraliste.
Sa difficulté : se faire tout petit et valoriser le client. Pas toujours facile de positiver un assassin, en lui soutenant l'âme en vrille et le moral au plus bas. Bras droit du médecin ou de l'employeur, il peut être psychologue scolaire, du travail, de prison, de la mode ou de la pub, expert judiciaire (pour les prévenus, pas pour les juges, hélas) ou faire des

heures sup' au G.I.G.N. quand l'aventure guerrière ou la prise d'otages tournent mal.

Cit.
Beaucoup de psychologues sont d'anciens patients guéris. Comme quoi…

PSYCHOSE

n. f. ……………………………………………………………………

Ensemble de symptômes palliant l'angoisse du patient, qui ne reconnaît pas le caractère pathologique de ses troubles.
Le psychotique a une fâcheuse tendance à prendre ses désirs pour la réalité. Il devient très susceptible si on le contrarie ou le contredit. Jusqu'au suicide ou au meurtre.
Dans leur démence, certains psychotiques s'inventent une filiation, se disent fils de Napoléon, d'Yves Montand, de Mitterrand ou d'un dieu né d'une mère vierge.
Nombre d'entre eux occupent même une place enviée dans la société, comme les hommes politiques, coupés de la réalité avec leurs délires de grandeur, mais parfois très attachants.

R

RABELAIS (François)

n. p. ....

Moine médecin de la Renaissance, farouche adversaire de Montaigne.
Rabelais a fait avancer la médecine, sans toutefois l'exercer, en conseillant plutôt la dive bouteille, qui, selon lui, « éclaircissait l'entendement, chassait tristesse et donnait joie ». Vertus simples mais vraies. De nos jours, ses avis ne sauraient toutefois être remboursés par la Sécu.
A écrit, entre autres, une fresque, illisible dans le texte d'origine, à la gloire de ses héros grands mangeurs, Gargantua et Pantagruel, ce qui lui a permis de laisser son nom à nombre de rues, de places et d'universités en Touraine, sa région d'origine, ou ailleurs. De nos jours, on imagine que ses bouquins seraient précédés de la mention obligatoire « pour votre santé, évitez de manger trop gras, trop sucré, trop salé ».

RADIOLOGUE

n. m. ....

Photographe payé très cher la séance de pose. Devenir radiologue nécessite quand même un niveau bac +11 ou 12. C'est pourquoi son rôle a mué avec le temps. De diagnostiqueur et conseilleur, il évolue doucement mais sûrement vers le thérapeute : ponction sous échographie, mise en place de stents ou de prothèses aortiques, infiltration de produits adaptés, etc. Et dire que sans le génie de Wilhelm Röntgen, physicien allemand, découvreur des rayons X et premier prix Nobel de médecine pour cela en 1901, on en serait encore à la médecine du Moyen Âge, entre médiums et guérisseurs.

RHINOPHIMA

n. p. ....

Appendice nasal surdimensionné, hésitant entre le topinambour et la truffe du Périgord, pour la forme, la betterave et le chapeau de cardinal pour la couleur. Il s'agit de la forme clinique maximale de la rosacée, avec un nez parcouru de varicosités roses ou violacées, sur un fond rougeâtre. Il résulte, le plus souvent, mais pas toujours, d'un amour exagéré des boissons alcoolisées. Beaucoup plus rare, en revanche, chez le buveur exclusif de jus d'orange.

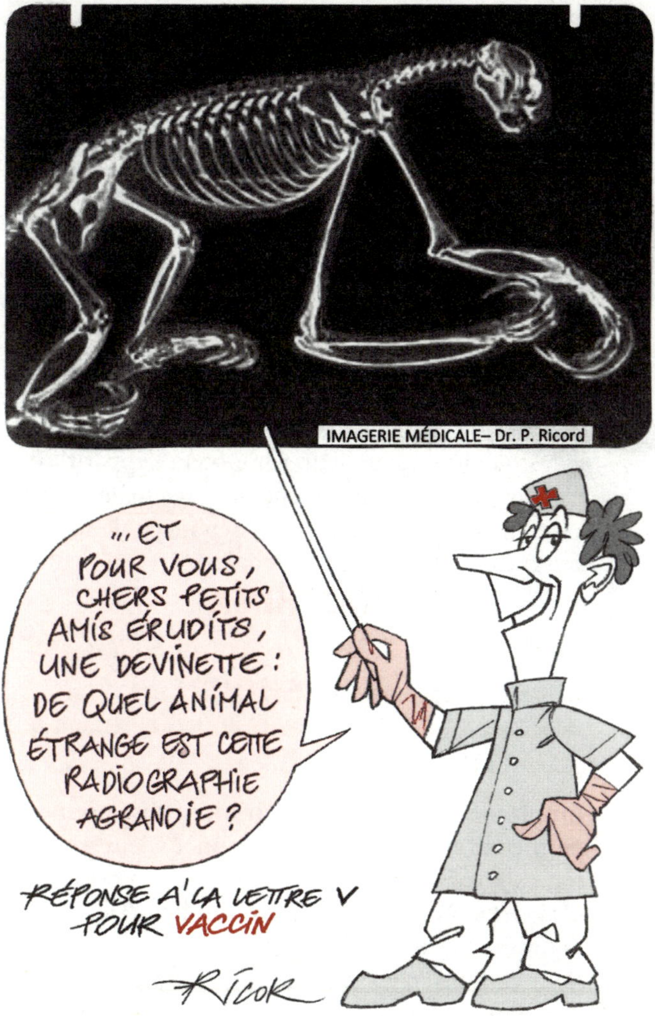
IMAGERIE MÉDICALE– Dr. P. Ricord
... ET POUR VOUS, CHERS PETITS AMIS ÉRUDITS, UNE DEVINETTE : DE QUEL ANIMAL ÉTRANGE EST CETTE RADIOGRAPHIE AGRANDIE ?
RÉPONSE À LA LETTRE V POUR VACCIN
RICOR

S

SAGE-FEMME

n. f. ....

Pour tout nouveau-né, première vision de notre vaste monde.
Hier sorcière, ondoyeuse, matrone, aujourd'hui multifonctions, accoucheuse par essence, néonatologiste urgentiste si besoin, demain sous-gynécologue-accoucheur. On notera l'apparition récente sur le marché de son *alter ego* mâle, appelé alors maïeuticien, sans doute dépourvu de sagesse, sinon c'eût été un sage-homme.

SALLE DE SHOOT

gr. n. f. ....

Emplacement urbain et institutionnalisé pour permettre aux drogués de s'adonner à leur passe-temps favori dans, dit-on, de meilleures conditions d'hygiène. N'a rien à voir avec un lieu pour s'entraîner à tirer des pénaltys.
Pour certains, c'est le monde à l'envers. Alors qu'on ouvre les salles de shoot en ville, on ferme

des maternités en campagne. Demain, on fera son injection à l'hôpital et on accouchera dans l'ambulance du S.A.M.U. On se demande parfois qui est le plus piqué, du toxico ou du politique.

SANG

n. m. ....

Liquide écarlate, même chez le buveur d'eau, constitué de sérum incolore avec des petits trucs appelés éléments figurés, globules rouges ou blancs, et plaquettes.

Encycl.

Très serviable, le sang livre gratuitement et 24 heures sur 24 au fin fond de l'organisme – encore plus fort que Colissimo – l'oxygène incontournable à la vie. En remerciement, il récupère les déchets, comme le gaz carbonique et autres miasmes, pour les expédier dans l'air, via les poumons, ou les urines, via les reins, quand il passe chez eux.

Le mystère de son fonctionnement a été découvert par Harvey au 1628, médecin et physiologiste anglais. Comme quoi, les Anglais connaissent d'autres liquides que la bière tiède et l'eau chaude mélangée au thé.

Comme tous les people, *le sang devient célèbre au XX*e *siècle par un scandale, dit du « sang contaminé ». Déjà porteur de maladies sympathiques comme les leucémies, on lui a collé sur le dos le SIDA, via les transfusions inopportunes avec des patients porteurs du virus. Et via, également, la joyeuse insouciance du personnel politique alors en place, responsable mais pas coupable. C'est toujours la faute de l'autre.*

Cit.

« Dans le sang, y a des globules rouges et des globules blancs. Mais pourquoi y a pas de globules rosés? » (Jean Carmet)

SCHIZOPHRÈNE

n. m. ....

Malade mental qu'on n'a pas envie de croiser tard le soir en sortant du métro.
Bleuler avait découvert, en 1911, qu'un très grand nombre de fous avaient l'esprit fendu et non fondu. Il peut leur arriver de retrouver leurs facultés ou du moins que leur esprit fendu soit partiellement recollé. En d'autres termes, le schizophrène délire de manière complètement différente d'un jour à l'autre. Il suffit de ne pas le rencontrer le mauvais jour. Cela s'observe chez certains personnages politiques qui n'ont pas pu obtenir le poste ou le rang qu'ils désiraient. Une nomination appropriée ou une réélection truquée, peuvent prétendre à ressouder les morceaux défaillants. Remède hélas temporaire.

SECRET MÉDICAL

gr. n. m. ....

Interdiction, pour le médecin, de divulguer tout renseignement sur l'état de santé d'un patient à toute autre personne que l'intéressé ou éventuellement à d'autres médecins qui auraient à intervenir sur son cas.
Pour percer le secret, il suffit parfois de lire la presse,

qui publiera tous les détails croustillants de la maladie, surtout s'il s'agit d'un *people*. Un grand chef de service souhaitant dissimuler une partie de ses revenus au fisc peut, à la rigueur, invoquer le secret médical. Mais l'administration fiscale, bien informée, n'a généralement pas la même interprétation.

SEIN

n. m. ....

Organe sexuel secondaire, à connotation subliminale essentiellement féminine.

Encycl.

Le sein a une double fonction, l'allaitement et le jeu érotique. L'un pouvant conduire à l'autre. Malheureusement, il est aussi le siège de nombreuses pathologies, bénignes ou malignes.

Le sein est équipé d'une extrémité appelée téton, qui devient parfois aussi arrogant qu'un joueur de foot descendant du bus le casque vissé sur les oreilles. Il s'expose sur les plages ou devant les machos en tout genre, quand c'est celui des Femen. Il se cache en revanche très aisément sous une burqa.

Le sein évolue généralement en couple, permettant aux chirurgiens plasticiens et aux spécialistes en lingerie fine, de vivre confortablement. Il a aussi cette particularité d'être comme le train électrique : destiné aux enfants, mais monopolisé le plus souvent par les grands.

Quintien, riche consul sicilien, a fait arracher les deux seins de la future sainte Agathe, patronne des nourrices, qui se refusait à lui. L'histoire ne précise pas si elle a fait appel à SOS mes deux seins[2].

2- Aïe, ça dérape... (note de l'éditeur).

Cit.
« Les seins, c'est comme le pastis : un, c'est pas assez, trois, c'est trop. » (Marcel Pagnol)

SIAMOIS

adj. ....

Situation congénitale soudant des jumeaux à différents niveaux du corps : moelle épinière, tube digestif, cerveau, etc. La séparation de siamois nécessite une intervention chirurgicale multidisciplinaire durant plusieurs heures. Souvent, le corps médical doit sacrifier un des deux jumeaux fusionnés (90 % de jumelles). On exhiba les deux premiers en provenance du Siam, devenue la Thaïlande, dans les cirques en 1911, d'où le qualificatif « siamois ».
A priori handicapante, la position de siamois peut présenter cependant des avantages multiples, pour peu que l'on maîtrise l'humour noir. Le siamois de droite peut conduire dans toute l'Europe et passer le volant à son frère en Angleterre. L'un peut manger des cerises et l'autre cracher les noyaux. Ils bénéficient de la gratuité d'entrée au cirque, surtout sur la piste. Ils peuvent enfin obtenir d'excellents résultats en natation synchronisée aux Jeux paralympiques.

SIDA

acr. ....

Maladie moderne sexuellement transmissible, liée au virus HIV, hier mortelle à coup sûr, aujourd'hui maîtrisée grâce aux récentes polychimiothérapies. On l'appelait initialement « cancer gay », car apparue au début des années 1980 dans la communauté homosexuelle américaine. Mais la nature et la mondialisation des échanges ont vite rectifié le tir en écartant l'idée de malédiction ou de châtiment divin envers les sodomites. Le SIDA concerne tout le monde, homos, hétéros et même abstinents, par le malheur d'une transfusion sanguine mal verrouillée. La seule protection efficace reste d'arriver couvert sur le terrain de jeux. La détection et le dépistage demeurent une règle – maladies vénériennes, bilan préopératoire, mariage, angoisse personnelle –, ce qui pose le problème du consentement. Pour certains philosophes allumés, éthérés ou déconnectés, mieux valait mettre en danger la population soignante et ignorante, avec le risque de se piquer, que d'informer le patient de la présence éventuelle du VIH dans son organisme. On croit rêver. On devrait piquer certains intellos, de préférence avec une aiguille séropositive.

STÉRILET

n. m. ....

Pilule en métal ou en matériau composite.

Encycl.

Le stérilet est un dispositif contraceptif intra-utérin, mis en place par le corps médical, généraliste, gynécologue, plus rarement gériatre. Il se remplace tous les deux ou trois ans, soit nettement moins souvent qu'un filtre à air de Laguna. Il arrive toutefois que les besoins en trésorerie du médecin nécessitent son remplacement plus fréquent. Il peut induire des grossesses ectopiques (sur la trompe ou l'ovaire : double peine pour l'intéressée) ou laisser évoluer une grossesse intra-utérine : échec et mat. Comme maternité bien sûr. Le fœtus évoluera ainsi en charmante compagnie neuf mois durant.
Ce moyen de contraception est fréquemment récusé pour des raisons religieuses, au prétexte d'un mécanisme plus abortif que contraceptif. Il pourrait se voir adjoint une balise Argos miniaturisée, aux destinations diverses : kidnapping, traçabilité, adultère, etc.

SUPPOSITOIRE

n. m. ....

Médicament injectable *per* rectum.
Forme galénique véhiculant divers principes actifs afin de traiter quelques situations éclectiques : fièvre chez le nourrisson, inflammation chez l'adulte, vomissement chez le buveur invétéré, prémédication, etc. La forme aérodynamique rapproche le suppositoire du domaine spatial,

comme à la NASA ou au CNES. Normal, suppo ou fusée, les deux vont dans la lune.
Il faut conserver les suppositoires au réfrigérateur, afin de ne pas utiliser un entonnoir pour instiller le produit, alors liquéfié, à l'endroit normalement prévu par le constructeur, mésaventure qui resterait alors dans les annales.

SYNDROME DES AMOUREUX

gr. n. m. ....

Nom donné à trois situations médicales particulières et peu ragoûtantes :
- paralysie des amoureux : la compression du nerf radial par un appui, généralement nocturne et prolongé, de l'un des deux partenaires sur le bras de l'autre.
- fracture des amoureux : rupture de l'os du talon, dû à la chute de la fenêtre, située en hauteur, de l'amant surpris par le propriétaire légitime des lieux, du lit et de sa compagne éphémère. Le cri, à l'arrivée, n'évoque en rien celui de l'orgasme.
- maladie des amoureux (ou mononucléose infectieuse) : infection virale transmise par le baiser. L'amour fatigue tout autant que cette pathologie, marquée par une asthénie extrême partagée par le couple, qui n'a vraiment plus envie de s'entraîner au tourniquet moldave.
En cas de cumul des trois pathologies, un changement de partenaire est vivement recommandé.

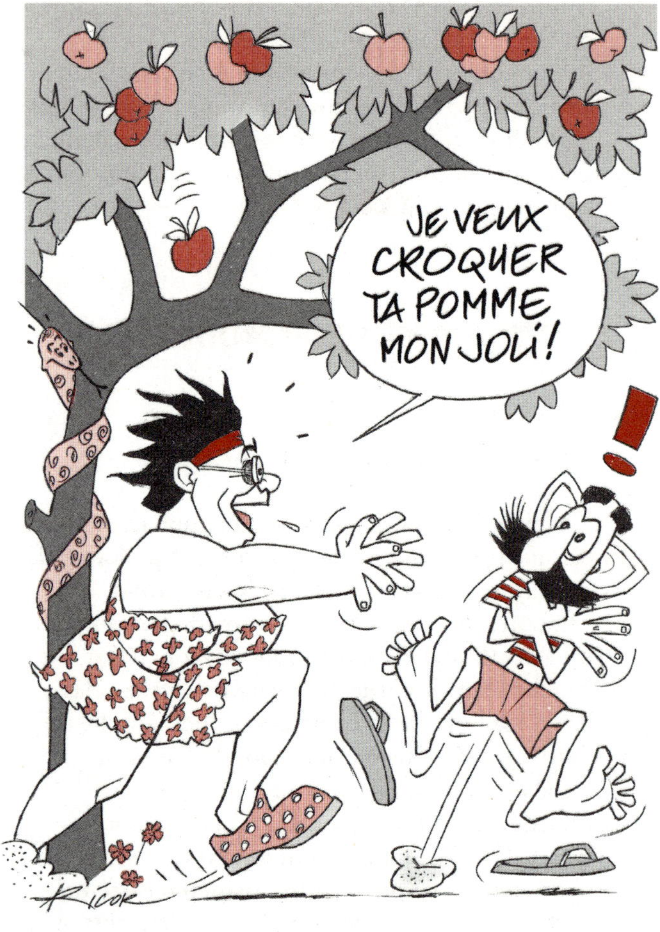
JE VEUX CROQUER TA POMME MON JOLI !
RICOR

T

TESTICULE

n. m. ....

Organe mâle de la reproduction, responsable de la sécrétion endocrine (les hormones, mâles, même chez les gays) et exocrine (les spermatozoïdes, même chez les tristes) situés dans le scrotum, à l'extérieur du corps humain, à basse température, telle la cuisine moderne.

Encycl.

Les testicules vont par deux, comme les bœufs qui tiraient jadis la charrue dans les champs de la France éternelle de Jeanne d'Arc et de Raymond Poulidor. Il reste des exceptions quant à leur localisation, dites ectopies : dans la paroi, dans le ventre, etc. Rien à voir avec des insultes gratuites et non vérifiables, genre « t'as pas de couilles ». On notera l'imagination sans borne de l'être humain pour désigner cet obscur objet du plaisir masculin : couilles, gonades, glandes, burnes, prunes, roupettes, joyeuses, valseuses, etc.

L'infection des testicules, ou orchite, rappelle l'origine grecque du mot et l'origine métaphorique de la fleur, l'orchidée, dont le bulbe ressemble comme deux gouttes de sperme à un testicule.

La chose peut se tordre sur son axe à l'adolescence : la glande jouant à cache-cache, telle une cerise au vent, mal fixée par le Créateur, donne un tableau très douloureux appelé torsion de testicule. Seul le malade ne se tord pas de rire. Pas plus que le chirurgien réquisitionné alors qu'il assistait à un dîner mondain, car cela s'opère en urgence.

Cit.
« Il avait des couilles au cul, mais ce n'étaient pas les siennes. » (Clemenceau à propos du maréchal Lyautey)[3]

THÈSE

n. f. ....

Passage et diplôme obligés pour tout carabin, en fin d'études, avant l'autonomie professionnelle, alors responsable et indépendant, en ville ou à l'hôpital. Il pourra ensuite cotiser à l'Ordre des médecins, *vade-mecum* équivalent à un *Ausweis* durant la Seconde Guerre mondiale pour pouvoir se balader, en l'occurrence exercer n'importe où. Les sujets de thèse rivalisent de drôlerie. Passionnant, comme « Sodomie de coléoptères en plein vol : à propos d'un cas », cinq cents pages, dans un jargon abscons de chercheurs. Ou totalement bidon, comme « Le phimosis de Louis XVI : l'énigme résolue ? » Cinquante pages, facétieuses, mais vraies. L'intérêt immédiat de la thèse, c'est le pot ou la soirée qui suivent avec les proches. Famille émue, conjoint attendri, amis fiers, patrons flattés, collègues admiratifs, collaborateurs et collaboratrices étonnés, tous aimés et rencontrés sur le parcours estudiantin.

3- Veuillez excuser la verdeur du propos. Mais c'est un médecin qui s'exprime à propos de militaires, alors… Et puis après tout, la citation est historique. (note de l'éditeur)

TONUS

n. m. ....

Fête rituelle et mythique de l'internat, lieu aux murs chargés de graffitis coquins interdits aux mineurs.

Encycl.

Le tonus est un moment heureux de la vie universitaire, animé et induit par un jeune carabin élu par ses pairs, nommé ici le Doyen (province) ou l'Économe (Ile-de-France). La fête nécessite un sex-ratio proche de 1, voire légèrement en faveur de ces dames, pour le plaisir de ces messieurs normalement constitués. Hier le personnel féminin paramédical subvenait volontiers, enrichi de jeunes professionnelles accortes et moins farouches, aux besoins et aux assauts cordiaux mais néanmoins virils des jeunes internes. Chansons légères, dites paillardes, tenues à l'identique et bréviaire du carabin, forment le triptyque de la « teuf » médicale, soupape du stress, aidé par quelques alcools désinhibants.

Mais sic transit gloria mundi.[4] *Au XXIe siècle, le tonus a perdu de sa typicité rabelaisienne en raison de la féminisation des jeunes internes et de la conjugalité avancée de nombre d'entre eux.*

4 - En français, « Ainsi passe la gloire du monde », et non pas comme le pense ma sœur, « le lait Gloria facilite le transit de tout le monde ». (note de l'éditeur qui relit fréquemment les pages roses du Larousse)

U

UNITÉ DE SOINS PALLIATIFS

gr. n. f. ....

Service hospitalier qui sent fortement le sapin.

Encycl.

L'unité de soins palliatifs (U.S.P.) est un service hospitalier autonome depuis une loi de 1999. Auparavant, c'est-à-dire avant l'invention du médicalement correct, on parlait de service des incurables, ce qui avait le mérite de la clarté, à défaut d'avoir celui de la délicatesse. Les praticiens spécialisés qui y exercent font preuve d'une vraie vocation, assortie d'un moral d'acier. Ils prennent en charge les douleurs physiques et psychologiques du malade et parfois celles de l'entourage pour une fin de vie meilleure. En attendant l'au-delà, où c'est, paraît-il, nettement mieux qu'ici.

L'U.S.P. s'oppose naturellement à l'acharnement thérapeutique des jeunes oncologues aux dents longues et au suicide assisté. On y trouve aussi un nombre important de bénévoles : chapeau ! Ils s'expriment dans des groupes de parole. Le suicide de l'un d'eux pourrait être considéré comme une faute professionnelle et, à ce titre, blâmable. Comment, dans ce cas, en effet, redonner le moral aux cancéreux au stade ultime ?

Authentique : au C.H.U. de Clermont-Ferrand, la patronne de l'U.S.P. a fait ouvrir dans son service un bar à vin, illustrant ainsi le mot de Pierre Dac : « Je préfère le vin d'ici à l'eau de là ».

URGENCE

n. f. ....

Situation honnie par les uns – libraires, archéologues, dermatologues –, adorée par d'autres au point d'en faire leur spécialité – démineurs, pompiers et, précisément, urgentistes.
Médicalement, il y a heureusement plus de gens pressés que de véritables urgences : hémorragie cataclysmique, asphyxie, arrêt du cœur, etc.
L'urgence, si médicale, possède donc sa propre culture en hommes (médecins spécialisés), en locaux, en transport (S.M.U.R.), en patients (alcooliques récurrents, psychotiques, énarques hypocondriaques, journalistes).
Aujourd'hui, grâce aux défibrillateurs installés à chaque coin de rue, chacun peut s'intituler urgentiste en un tournemain.

URGENCES

n. f. pl. ....

Endroit situé à l'arrière d'un hôpital, bas de plafond et éclairé de néons blafards, censé accueillir et traiter rapidement les cas médicaux les plus désespérés, mais où l'on n'a aucune chance de croiser George Clooney en blouse blanche ou pyjama vert.

V

VACCIN

n. m. ....

Substance inoculée à l'homme, censée le protéger contre toute sortes de maladies (polio, tuberculose, grippe, tétanos, etc.). Le chercheur qui découvrira un jour le vaccin contre la connerie décrochera à coup sûr le Nobel de médecine.

VARICE

n. f. ....

Dilatation anormale des veines.
Les varices peuvent être visibles et disgracieuses (membres inférieures), invisibles mais dangereuses (œsophage).
Les varices des membres inférieurs se traitent par des potions ou par la chirurgie, assez facilement d'ailleurs. Au diable la varice, classique cri de victoire du chirurgien vasculaire.
Les varices œsophagiennes, suite à une cirrhose volontiers éthylique induisent, par leur rupture, des vomissements de sang parfois mortels. Ça fout la trouille.

RÉPONSE À LA DEVINETTE
DU MOT RADIOGRAPHIE

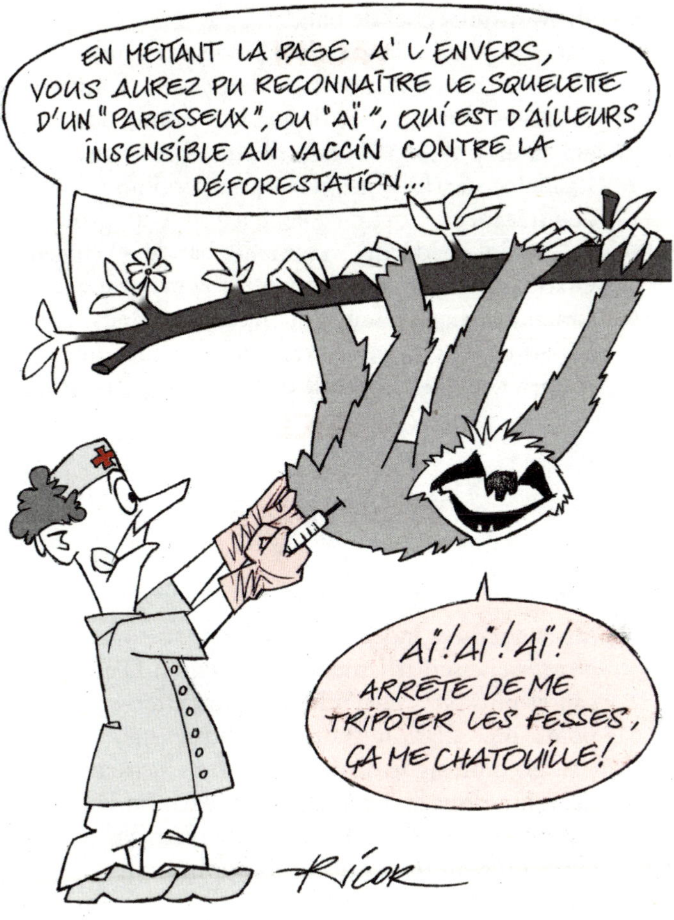
EN METTANT LA PAGE À L'ENVERS, VOUS AUREZ PU RECONNAÎTRE LE SQUELETTE D'UN "PARESSEUX", OU "AÏ", QUI EST D'AILLEURS INSENSIBLE AU VACCIN CONTRE LA DÉFORESTATION...
AÏ ! AÏ ! AÏ ! ARRÊTE DE ME TRIPOTER LES FESSES, ÇA ME CHATOUILLE !
RICOR

VELPEAU (Alfred)

n. p. ....

Médecin du XIXᵉ siècle (1795-1867), chirurgien, anatomiste et chef de bande.
Il a trempé dans la grande période anatomo-clinique et ses retombées modernes avec d'autres collègues, qui ont tous donné leur nom à de grands hôpitaux parisiens : Bichat, Broussais, Baudelocque, Laennec, Georges Pompidou, Val-de-Grâce, etc. Chef d'école, il a animé un groupe de copains-médecins, la fameuse bande à Velpeau. Grand chercheur sur le cerveau et la mémoire, il a même demandé, sans sourciller, à un condamné à mort de lui cligner de l'œil après la chute du couperet. Celui-ci a refusé d'obtempérer. Pas sympa.

VERGETURES

n. f. pl. ....

Stries cutanées indélébiles apparues au cours de la grossesse, essentiellement sur le ventre. D'autres causes plus rares engendrent de tels effets : prise de poids, musculation, traitement hormonal.
Il s'agit d'un signe distinctif pas franchement glamour, dont la dame pourrait se passer. Pas de traitement préventif ni de chance pour l'heureuse élue, qui peut tenter quelques applications

conjuratoires : pâte de carottes, peaux de betterave ou avocat écrasé. À défaut de guérir, ces stigmates disparaîtront ainsi sous la couleur.
À notre connaissance, Freud, pourtant prolixe, n'a jamais laissé une ligne sur l'éventuelle influence des vergetures post-accouchement sur la relation mère-enfant ou papa-maman.

VÉROLE

n. f. ....

Sacrée saloperie, qui peut être grande ou petite, comme l'entreprise. S'attrape d'une façon plus ou moins agréable.

Encycl.

On distingue :
- la petite vérole ou variole, fruit d'une épidémie virale aujourd'hui éradiquée. On dit merci à M. Jenner, l'inventeur du vaccin, et merci à l'O.M.S. ;
- la grande vérole ou syphilis, due au bacille « tréponème pâle », de transmission sexuelle. Dans ce cas, on ne dit merci à personne.
Au XXIe siècle, on ne meurt ni de l'une, ni de l'autre, quand le sujet, normalement constitué, même idiot de l'avoir chopée, se fait traiter. Mais pas d'imbécile. Quoique.
Les deux ont leur système de protection : vaccination obligatoire pour la petite et capuchon plus que conseillé pour la grande.
Ramsès V, Louis XV, Robespierre ou le gangster Lucky Luciano étaient atteints de la petite vérole. Toulouse-Lautrec, Maupassant, Schubert, Gauguin, Baudelaire avaient choisi la grande. Les artistes ont toujours eu la folie des grandeurs.

Cit.

« Roméo et Juliette seraient morts de la petite Vérone » (un voisin de Shakespeare, dyslexique ou malentendant).

VIAGRA®

n. p. ....

Médicament qui autorise de meilleures performances sexuelles chez l'homme vieillissant, courtois, certes, mais pas assez bien élevé pour ces dames. Plus connu, par pudeur et métaphore, sous le nom « petite pilule bleue », qui permet à certains de voir la vie en rose. Le Viagra®, comme à l'époque d'Astérix et de Jules César, permet de récupérer la gaule.

VIN

n. m. ....

Solution buvable, de couleur rouge, blanche ou rosée, considérée comme médicament universel dans une posologie modérée. Hélas non remboursé par la Sécurité sociale.

VISITEUR MÉDICAL

gr. n. m. ....

Patient qui passe la plupart du temps après les autres dans la salle d'attente du médecin.

Encycl.
Le visiteur médical est, neuf fois sur dix, une visiteuse. Elle s'appelle Céline, Geneviève ou Nathalie, souvent accorte et séduisante, court vêtue et aussi bien formée professionnellement que personnellement. Son rôle consiste à tenter de convaincre le thérapeute, dans son cabinet ou à l'hôpital, que les médicaments du laboratoire qui l'emploie sont nettement plus efficaces que ceux du concurrent.
Pour parvenir à ses fins, au siècle dernier, le XXe, elle distribuait aux médecins et au personnel hospitalier mille petits cadeaux et colifichets. Sans oublier des invitations à quelque congrès exotique aux praticiens, jeunes ou vieux. Tout se mérite. Las. Tout cela n'existe plus, ayant été supprimé, sous le règne de Nicolas 1er, par le ministre de la Santé d'alors, Xavier Bertrand, au prétexte d'une nouvelle morale. Les gratifications ne sont plus alors réservées qu'aux hommes politiques, lesquels n'ont pas besoin de médicaments pour endormir le bas peuple.
Au XXIe siècle, la visiteuse médicale se trouve à nouveau concurrencée, mais par le visiteur chenu, Yves, David ou Jean-Philippe, moins attractif esthétiquement parlant, mais tout aussi sympa et compétent.

VOCABULAIRE MÉDICAL

gr. n. m. ....

Charabia professionnel abscons, élitiste. *A priori*, le *vulgum pecus* ne comprend pas les fines nuances de ce parler, ciment de ces praticiens, bien souvent aussi latinistes.

Encycl.

Heureusement, certains mots, à défaut de signification profonde pour les hommes de l'Art, masquent leur propre ignorance des maladies, de leur physiopathologie. À les entendre gloser, on peut lire ou entendre, au fil des communications écrites ou orales, des mots comme idiopathique, cryptogénétique, etc. Il s'agit d'une forme de logorrhée permettant le secret partagé entre fils d'Hippocrate, rappelant le fameux galimatias des médecins de Molière.

On ne fait pas dix ans d'études que pour parler couramment le docteur, agacer les uns (malades, administration hospitalière), ravir les autres (chers confrères) et étonner les troisièmes (parents, amants, maîtresses, élèves).

L'auteur s'efforce, dans cet ouvrage d'utiliser un langage clair, une sémantique facile, afin que les propos ne soient ni capillotractés, ni gonadoclastes.

Z

ZYGOMATIQUES

n. m. pl. ....

Muscles de la face assurant le sourire et même le rire, dans les cas les plus extrêmes.
Il peut arriver que ces muscles ne fonctionnent pas. Soit volontairement (Buster Keaton), soit involontairement (huissier de justice). Cela donne à l'individu en question un visage de yaourt périmé, inaccessible aux rides d'expression. Chacun a son propre seuil d'activité zygomatique, associé à des bruissements allant du sourire discret, au rire graveleux, agité de soubresauts diaphragmatiques (Philippe Bouvard ou feu Thierry Roland).
Une discrète preuve de leur activité, genre sourire discret, mais entendu, à la lecture de ces dernières lignes, comblerait l'auteur de bonheur.

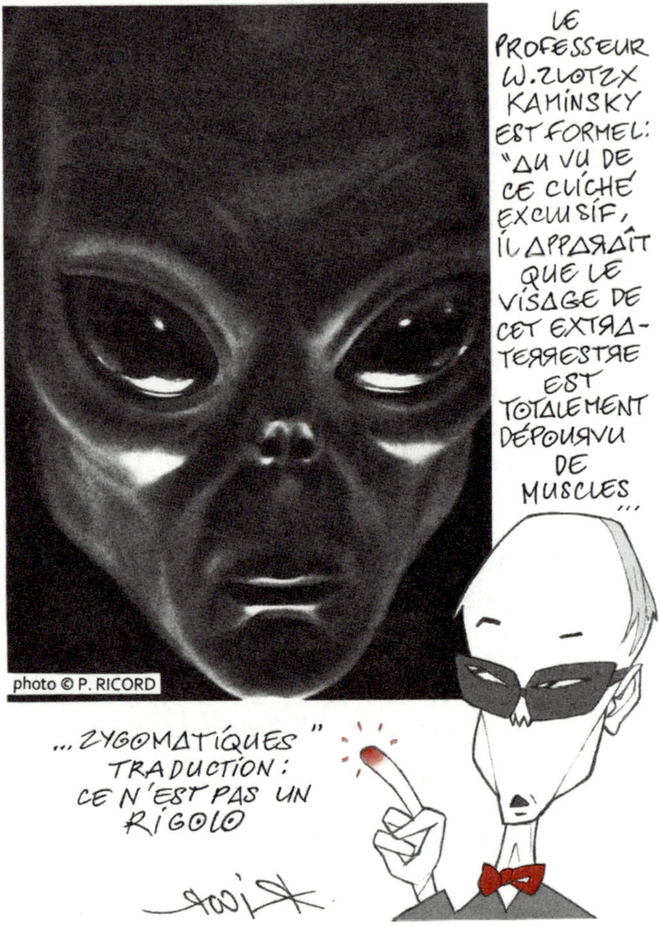
photo © P. RICORD
LE PROFESSEUR W. ZLOTZX KAMINSKY EST FORMEL: "AU VU DE CE CLICHÉ EXCLUSIF, IL APPARAÎT QUE LE VISAGE DE CET EXTRA-TERRESTRE EST TOTALEMENT DÉPOURVU DE MUSCLES...
... ZYGOMATIQUES"
TRADUCTION: CE N'EST PAS UN RIGOLO

D

E

F

G

H

I

K

L

M

Dans la même collection
sous la direction de Jean-Pierre Gauffre

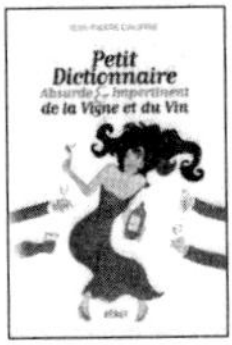

Petit Dictionnaire
absurde et impertinent
de la Vigne et du Vin

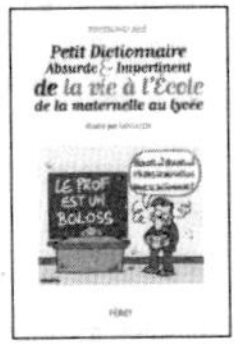

Petit Dictionnaire absurde et
impertinent de la vie à l'École,
de la maternelle au lycée

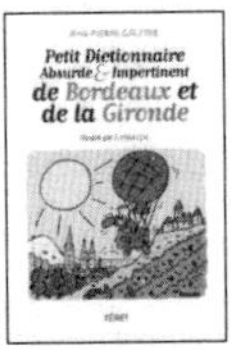

Petit Dictionnaire
absurde et impertinent
de Bordeaux et de la Gironde

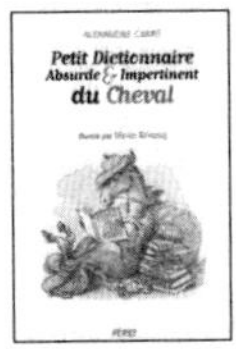

Petit Dictionnaire
absurde et impertinent
du Cheval

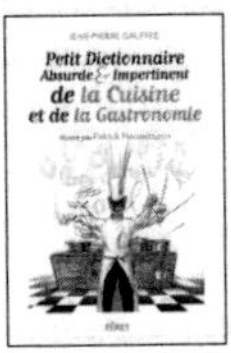

Petit Dictionnaire
absurde et impertinent
de la Cuisine et
de la Gastronomie

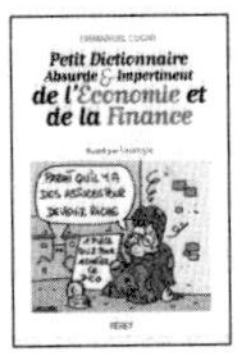

Petit Dictionnaire
Absurde & Impertinent
de l'Économie et
de la Finance

Conception graphique : Perfecto, Bordeaux
Achevé d'imprimer en UE en avril 2016
Dépôt légal : avril 2016